ORIGINAL POINT PSYCHOLOGY

陈博士说健康

[美] 陈俊旭 著

过敏，原来可以根治

华龄出版社
HUALING PRESS

北京市版权局著作权合同登记号 图字：01–2025–1040 号

图书在版编目（CIP）数据

过敏，原来可以根治 /（美）陈俊旭著. -- 北京：华龄出版社，2025. 3. -- ISBN 978-7-5169-2866-0

Ⅰ. R593.1

中国国家版本馆 CIP 数据核字第 20252YU195 号

策 划	颉腾文化			
责任编辑	貌晓星		责任印制	李未圻
书 名	过敏，原来可以根治			
作 者	[美]陈俊旭			
出 版	华龄出版社 HUALING PRESS			
发 行				
社 址	北京市东城区安定门外大街甲 57 号		邮 编	100011
发 行	（010）58122255		传 真	（010）84049572
承 印	文畅阁印刷有限公司			
版 次	2025 年 3 月第 1 版		印 次	2025 年 3 月第 1 次印刷
规 格	880mm×1230mm		开 本	1/32
印 张	6.5		字 数	146 千字
书 号	ISBN 978-7-5169-2866-0			
定 价	59.00 元			

为苦于过敏的朋友而写

这本书是网友投票出来的。2008年1月，我在博客上让网友投票，看看大家希望我继《吃错了，当然会生病》之后，写些什么主题的书。结果，"过敏"这个主题，胜过"排毒""情绪""血糖"等主题，以压倒性的票数夺魁，于是我就开始撰写本书。我也从博客的回复中，得知苦于过敏的人非常多，迫切需要解答。所以说，本书是顺应民意而生的，是大家的需求所在。

为什么大家都说过敏很难根治，但我认为过敏可以根治？因为十年前的我，确实把自己的鼻子过敏和气喘根治了，皮肤过敏也不再犯！很难吗？其实也未必，但要面面俱到倒是真的难。大家回想一下，过敏在古早时期并不普遍，最近几十年才开始流行。为什么爷爷奶奶那一辈人不过敏，现代小孩子却普遍过敏？如果我们把过去、现在的环境和饮食做一对照，差异之处很可能就是过敏成因，理论上把种种条件恢复到过去那样，就可以根治。当然，针对不足之处，可以善用天然药物与疗法，非不得已才用西药或手术。所以，实际上要根治并不难，需要的是正确的方法以及恒心与毅力。

我在中国台湾受过医学院基本训练，到美国巴斯帝尔大学

（Bastyr University）继续钻研自然医学，考取美国自然医学医师执照，并在美国执业多年，深深体悟，没有一种医学是十全十美的。整合医学是未来医学的趋势，善用各种医学的长处，真的可以根治过敏，这不是夸张，也不是理想，而是事实。当今医学最迫切需要的，不是专科医师，而是精通中西医学和自然医学的通才医师，而且他们要像侦探似的，善于推敲病因。我大力呼吁，有过敏症状的人，不要悲观，在恶化之前，早点找对医师治疗，否则纠缠多年导致永久性的伤害，例如长年气喘造成慢性阻塞性肺疾病，或是类风湿性关节炎造成关节畸形，甚至长年吃药引发肾功能衰退，那就很难治了。

地球环境在恶化，人类疾病也在恶化。本书是很多人的健康指南。怎么说呢？环境不断污染、食品添加剂增多，导致人类正在进行一场史无前例、急速加剧的残酷演化：凡是不能忍受毒素的人将会生病或过敏，因而很容易被淘汰。百年之后存活下来的，可能都是百毒不侵、麻木不仁的人。对很多像我这样有敏感体质、天生排毒能力较弱的人来说，遵守本书中的原则，是在这个污染严重的环境中仍能存活下去、不被淘汰的不二法门。

本书是给谁看的呢？应该人人都需要看。因为过敏人口几乎已高达80%；而现在没过敏，难保以后不会过敏。尤其是为人父母者一定要读，天下父母心，大家都是望子成龙、望女成凤，都是买最贵的、最先进的产品给自己的心肝宝贝。但是，最贵的、最先进的，真的是最健康的吗？乡下小孩喝免费母乳没事，但城市小孩喝昂贵的奶粉长大容易过敏。过去人们用苦茶粉洗澡、无患子洗头没事，现代人用化工香皂洗澡、洗发水洗头，却洗出一堆皮肤过敏的症状。五颜六色的糖果、糕点、薯条、饮料，是富足与进步的象征，却也是过敏的温床。总之，很多父母头脑中最好的，却不一定是最适合小孩的。是谁的错呢？是政府与社会的错（没有提供正确的知识），还是厂商的错（为了赚钱，不管产品是否健康）？抑或是消费者你我，也应该负起部分责任？

过敏的泛滥，不是一夕之间造成的。根据我多年的观察与体会，我发现，仅是居家与饮食，就有很多盲点需要改进。至于本书，要从何读起呢？如果你正为过敏所苦，不妨直接跳到第3章和第6章，寻找治标又治本的方法。当然了，如果你先做做第2章的过敏检测法，你就会知道你的过敏成因在哪里。其余的第一、四、五章，着重对观念的启发，是打基础用的，也很重要。书末的附录A，是四个真实案例，来函照登，也都征得当事人的同意，愿意跟大家分享成功见证。信心不足的人，不妨先看看这些案例吧！附录B中的防敏绝招实用手册，只要照做，就会看到效果。可爱的插画，是为了让小孩子容易看懂，父母可在旁解释。

本书虽然写了两年，但难免还有不尽周全之处，希望各位读者不吝指正。我希望读者可以看懂本书，多看几次，若还有不清楚的地方，欢迎到我的博客提问。

一个过敏儿的奋斗史

从小学五年级开始，每个周末我都在看医生。吃类固醇吃到月亮脸，但过敏性鼻炎还是没改善。有一阵子，每周三次要去耳鼻喉科通鼻子。躺在诊疗椅上，医师将20厘米长的铁棒蘸药，通入我的鼻腔深处，如此有数月之久。父亲看了不忍，有一次问医师说："怎么办？这个孩子学校成绩不错，但是身体就是不好，有没有什么办法可以把过敏治好？"医师摇头说："没办法！过敏是体质问题，一辈子就这样，不会好了！"这是我第一次被西医宣判"无期徒刑"，而我开始体会到，成绩好坏是其次，身体健康才是最重要的。

几年之后气喘发作，多次在喘不过气的死亡边缘挣扎，我终于知道生命的意义在哪里。

——过敏看起来好像不是什么大病，但只有亲身经历过的人，才知道健康的可贵。

过敏如何找上我

从"过敏儿"一路摸索，尝试各种疗法，最后变成"过敏达人"，这个三四十年的过程几乎可说是一部活生生的奋斗史。

为什么我会是过敏儿呢？虽然家族亲戚有过敏体质，但为什么我最严重？现在回想起来，可能是从小学一年级开始，每天吃氢化油的缘故。因为一年级的时候，我们已从乡下搬到城市，巷子口就是面包店，每天下午四时，香喷喷的面包出炉，母亲会叫我开抽屉拿十块钱，去买面包回来吃。20世纪70年代的台湾地区，面包店已经开始全面使用不能吃的植物酥油和人造奶油，而这些油，就是健康的头号杀手——氢化油，也就是地球上原本不存在的反式脂肪。如此天天吃面包，几年下来，体内"卡"了很多身体不能代谢的氢化油，免疫系统怎能不出问题？

　　如果再把时间往前推，我出生时，只吃了一个月的母乳。因为父母是村里的高级知识分子，和当时城市里的大部分父母一样，受到医护营养界的错误宣导，认为原装进口的奶粉远比母乳营养高，所以父母每天省吃俭用，却要到台北市排队买最贵的进口奶粉给我吃。结果，乡下邻居小孩吃母乳长大，个个身强体壮，我吃昂贵的进口奶粉长大，起先是虚胖，后来就演变成消瘦，弱不禁风。

　　我出生在20世纪60年代，小学之前，住在纯朴的农村，村里几乎人人务农，在我的印象中，好像每隔一段时间，长辈就会背着铁桶，到茶园或稻田里喷洒农药。溪沟和池塘里的鱼虾，也就一年比一年稀少，终至绝迹。家家户户的客厅墙上，都会挂着一个药包，里面有各式家庭用药，不管是头痛还是发烧，仿佛都可以在药包里找到答案。每隔几个月，就会有人骑自行车来，把旧药带走换成新药。

　　小学时，我家搬到板桥和新庄一带，很多外地来的年轻人就在这些工商业刚刚起飞的城市里辛苦打拼，摩托车、汽车开始多起来，空气开始受到污染，大小工厂如雨后春笋般遍布各地。住宅区的隔壁很可能就是钢铁厂、塑胶工厂，或是一些不知名的工厂，会发出怪声、异味。记得我搭公交车，闭着眼睛都知道车已经开到哪一站，因为每一站的味道都不一样。记得有一站是一个大工厂，空气中总是有一股让人不舒服的味道，每次一经过，都会呼吸困难。

那时，房价开始飙涨，父母辛苦工作，赚的钱当然要买好一点的房子。所以在我的印象中，我常和父亲到处看房子，也因此常常搬家。我们常常是一个新社区里面第一户搬进去的人家。所以，住宅附近全是工地，敲敲打打，或是邻居陆续搬进，开始装修，空气中充满油漆与木作的化学怪味，对我来说，一点也不稀奇！

因此，排放废气、废水的小工厂，以及释放甲醛的装修材料，正在一点一滴地危害我的健康。年幼的我，当然没有意识到这些危险。更糟糕的是，没有人告诉我，原来每天最喜欢吃的面包、零食、泡面、炸排骨，里面也充满很多不能吃的有害物质。

结合种种因素，这些污染的环境与错误的饮食，蚕食鲸吞了我摇摇欲坠的健康状态，也因此种下了日后各种过敏与其他问题的病因。

鼻子总是出状况

在小学五年级时，我开始出现严重的鼻子过敏。早上起来，一定会打喷嚏、流鼻涕。任何时候，我的鼻子都有可能发痒，动不动就打喷嚏、流鼻涕，仿佛有一罐胡椒粉在我鼻子前一样，它随时都会失控。而且我发现，大部分时间，鼻孔至少有一个是塞住的，有时如果两个鼻孔都塞住就麻烦了，这时，只好用嘴巴呼吸。印象中，一年内大概只有两三天鼻子是畅通的。我问医生，医生说："这很正常，很少人两个鼻孔同时是通的。"（但是，30 年后的今天，我把身体调好了，才发现原来两个鼻孔可以天天都是通的。）

小学鼻子过敏最严重的时候，一天可以用掉一包纸巾。由于我在学校表现优异，经常有机会上台领奖，但因为鼻子常常失控，所以我最担心的事情，就是上台时突然打个大喷嚏或是流鼻涕，那可就丢脸了。

我过敏的情形一发不可收拾，一年 365 天里，鼻塞的天数越来越多，讲话也有鼻音。对我而言，鼻子畅通是"异常"的，鼻塞才是"正常"的。由于鼻塞让我注意力分散，晚上睡觉时还得张口呼吸，导致口干舌燥，睡眠质量不佳。这种情形让父母相当心疼，因此只要一到周末，就会带着我四处求诊，不论西医、中医，我各种疗法都尝试过了，但是我的鼻子过敏始终没有改善。

在我读小学六年级的时候，曾有一位西医信誓旦旦地对我和父亲说，只要我好好配合，就一定可以把我的过敏治好。于是我就乖乖地配合打针、吃药，结果原本瘦巴巴的我，在几个月后，就有了一张圆圆的满月脸，原来是类固醇吃太多了。但我的过敏好了吗？还是没好，不但鼻子过敏没有改善，反而更严重了。

从过敏变成气喘

在类固醇疗法失效后，父亲又带我去一家耳鼻喉科诊所，让医师"通鼻子"。只见医师用两根 20 厘米的铁棒，前端裹上棉花蘸药，插到我的鼻腔深处，我就维持张口呼吸、鼻孔插两根铁棒的仰躺姿势，一次 30 分钟，每周三次，连续数月之久。

这是一个让人相当不舒服的疗程，如果对我的病情有帮助，那也就罢了，但事实上，还是一点起色都没有。

我记得父亲有一次问医师："怎么办？这个孩子在学校成绩不错，但是身体就是不好，有没有什么办法可以把过敏治好？"医师摇摇头，说："没办法！过敏是体质的问题，一辈子就这样，不会好了！"

这是我第一次被西医宣判"无期徒刑"，而我也深深地体会到，成绩好不好是其次，身体健康才是最重要的。

医师的这句话，对我而言是很大的震撼，因为我对西医的信心开始动摇。

上了初中以后，我的过敏非但没有因为内服类固醇或是外敷消炎药而改善，反而变得更加严重了，甚至还出现了几次气喘。不过，我当时没有让父母知道，因为如果被他们知道我得了气喘，他们会更担心，而且会认定我这辈子"毁了"。

记得上初中气喘发作时，我连走路、爬楼梯都感到辛苦。不敢让父母察觉异样的我，只能慢慢走上阶梯，走两三阶休息一下，还要装作没事的样子。尤其在夜深人静时，气喘的情况往往最严重，虽然我很想睡觉，却因为不能呼吸，无法入睡，常常要熬到天快亮的时候，气喘的情况渐渐舒缓才能睡着，但没多久又必须起床。

正常呼吸对一般人来说是自然而然的事，但对我而言，却是奢侈品。

神奇中药的疗效

　　我就这样拖着"半好半坏"的身体，上了高中。高一时，邻居给我吃了一罐不知名的中药膏。这罐药膏的味道，我至今记忆犹新，回想起来，这是一罐含有姜和补药的中药，对虚寒体质的我来说，正是对症下药。很多中医开方子时，因为不确定患者的体质寒热，所以经常寒药、热药一起开，如此一来，对我这种纯寒体质的人就无法见效，难怪以前看了很多中医都无效。

　　吃了这罐药膏之后，说也奇怪，鼻子过敏似乎好多了。上大学之后，气喘变得很少发作。这是求诊多年以来，我第一次碰到有效的药物，而这药物居然是一瓶没有标签、不知成分、不明来源的中药膏。

　　被西医断定无药可救的我，居然被不知名的中药膏给救了回来，这一机缘，开启了我对中医与另类医学的高度兴趣。我在考上大学之后，做的第一件事情，就是参加学校的针灸社（后来改名为传统医学研究社），虽然我主修的是康复医学，但我对中药和针灸的兴趣更浓厚。大一时，同学下课后忙着逛街、唱KTV、交女朋友、做家教，而我则是关在宿舍里，钻研针灸古书，全身扎满了针。半年之后，有一天，我用一根针治好了我的胃溃疡，从此不再复发。这件事情，把我对针灸的态度，从兴趣转变为狂热。我几乎像海绵一样，大量而且快速地吸收中医与针灸的知识。接着我被推选为社长、办讲座、到医院见习、带队义诊。在大学时代和服役阶段，因为累积丰富的义诊经验，我的针术大幅进步，很快就达到扎针不痛的境界，而且通过针，可以得知患者的穴位感受和体质虚实。

退伍之后，我在台北荣民总医院工作了一年。在那一年，我人在中国台湾，考上美国的治疗师执照，并借了一台摄影机，拍下讲英文的自我介绍，最后居然应征到一份美国的工作，于是，我就拎着两只皮箱，飞到佛罗里达州担任复健治疗师。

与自然医学奇遇

　　我初到美国时，因为空气比较好，环境干净，我的鼻子过敏几乎不药而愈。但是，好景不长，我跟着美国人一样喝牛乳、可乐，吃乳酪、比萨、汉堡、薯条、鸡块、蛋糕等，没过几个月，身体又觉得不对劲。两三年后，每到春天，我就会有"花粉热"，眼睛发痒、打喷嚏、流鼻涕、鼻塞，很不舒服，过敏的情况跟小时候相比，实在有过之而无不及。所幸，这时的我已经知道如何使用针灸让自己好过一些。

　　后来我在西雅图的复健中心工作时，有一天在闲聊中，我的助手珍娜提到她曾在一家"自然医学诊所"担任医师助理。我当时知道有西医、中医，我听过脊骨神经医学，但我从来没听过自然医学，很好奇地问她这是什么专业。她对我说："自然医学医师在华盛顿州是合法的医师，治病尽可能不使用西药，而是使用天然药物或疗法，治病的效果很好，而且没有副作用。"她之前服务的诊所生意很好，挂号要排上两三个月，才能看得到医师。而且，全世界最好的自然医学院之一就在西雅图。我一听，大感兴趣，自然医学和我的志向完全符合，于是开始做调查，发现珍娜所说果然不假，自然医学不但有正统的医学院课程可以念，毕业后也可以考医师执照，而且顶尖的巴斯帝尔大学就在我家附近，开车只要半个小时。这时，我终于理解为什么上帝要我从佛罗里达搬到西雅图来。于是，我不浪费时间，把全职工作转成兼职工作，立刻到华盛顿大学补修学分、申请、甄试。一年之后，我顺利进入巴斯帝尔大学就读。又过了四年，顺利拿到自然医学博士学位，考取执照，并开始在西雅图行医。（美国的医学院属于学士后医学系，医预科四年再加学士后四年，总共八年，和中国台湾、日本的七年制医科有所不同。）

久病成良医，发展出独到疗法

在美国念医学院的那几年，由于课业繁重、睡眠不足、承受长期压力、缺乏运动以及西雅图寒冷的天气，导致我很多次气喘发作。只不过今日的我已不是当年那个完全无助的小男孩了。这些气喘发作，正好让我将所学的自然医学天然药物，加上中药、针灸派上用场。每次发作，我就很庆幸可以把自己当小白鼠来"实验"。所以虽然生病很不舒服，但我很珍惜每次生病的机会，来尝试到底哪种疗法有效。不久之后，我就可以在半个小时以内，让气喘急性发作恢复正常。我知道用何种手法、扎哪个穴位，或是口嚼C黄酮（我对含有维生素C和天然黄酮的天然营养品的简称）和槲（hú）皮素就可舒缓，如果真的有必要，就为自己熬一壶中药汤。这汤药很神奇，在熬煮的时候，我单单掀开锅盖，闻两三分钟药味，就会舒服许多，再扎上一针，治愈率几乎是百分之百，保证一夜安睡。

我在西雅图的诊所，除了因车祸产生伤痛的患者外，以气喘和过敏患者为最多。每当气喘急性发作的患者一来，整个诊室都可以听到急促的喘息声，但经过针灸之后，大约 30 分钟，喘息声都不见了，变成了鼾声，因为他们已经舒服到睡着了。由于久病成良医，再加上自己的体会与所学，我对自己得过的病都有独到的见解，例如我对治疗气喘很有把握，除非是老烟枪或是西药吃太多，否则大多数患者都可痊愈。总之，越干净的肺，治疗效果越好。

用对方法断过敏

虽然我已经医好自己的各种过敏，但每当我吃到不干净或是有问题的食物时，我还是会有一些症状。这些症状非常微小，而且来得快，去得也快。例如我吃到半块炸排骨，胸口会微微发痒，但五分钟以后就会恢复正常，我就会知道，这块炸排骨的炸油有问题，很可能是过度氧化了。2009 年 6 月，有关部门查出来，很多速食店的油锅并没有天天换油，酸价（每单位食用油中游离脂肪酸的含量）过高，我根本不用酸价试纸，靠身体的反应就知道了。

我发现有过敏体质、身体容易发炎的人，最好不要碰氧化的食物（例如炸排骨、炸鸡块、盐酥鸡、臭豆腐、薯条、洋芋片、饼干、肉松、油条、甜甜圈等），因为里头有太多自由基，一旦吃了，就会损伤细胞膜，让自己身体的过敏（发炎状况）恶化。其他如氢化油、农药等污染过的食物也同样会让过敏恶化。

我为什么要写这本书？

很多人好奇我为何要念三种医学，考五张医疗执照（而且都是正统的执照）。其实，目的不是赚钱，也不是因为我喜欢念书，而是我要拯救自己，让家人远离病痛。在西医学中找不到答案，只好到中医学里找，中医还不够，后来有机会到自然医学里找，自然而然，就累积了好几张执照。借由西医、中医、自然医学的正统教育，我终于认清过敏的真实面目。而且，在各种医学中撷取精华，我知道如何用无害、天然、有效的疗法把过敏根治，也知道过敏体质患者在治愈之后，在日常生活的食、衣、住、行、育、乐中要如何保养、如何预防复发。

我在把自己的"不治之症"治愈了，从"无期徒刑"中解放出来，恢复了自由无病之身之后，我第一个想到的就是要帮助周围有同样病痛的人脱离苦海。所以，我从医学院毕业后，在美国看诊、在中国台湾咨询，但这种一对一的方法，效率还是太低，帮助的人太少。于是我上广播、演讲、写书，目的就是用最有效率的方式，把正确的健康知识传播出去，只有这样才能帮助最多的人。

我深深了解过敏与气喘所带来的痛苦，这是我写这本书的根本动机。我有把握，只要按照我的方法彻底执行，绝大多数的过敏都可以根治。除非决心不强、敷衍应付，那就另当别论了。

愿每个人都能得到最大的帮助

从一罐神奇的中药膏到全套的自然医学训练，我知道专攻中医与自然医学是我一辈子的使命。西医不是不好，对于急救与外科，它有绝对的优势，但是对于慢病，它有很大的局限性，大部分慢病，西医是不能根治的。所以，当你听到医生说某某病不能根治，你也不要太大惊小怪，因为我从小就听惯了。而当我说，其实某某病可以治好，一辈子不会复发，你也不要太讶异，因为我这些年来就在专攻这个方向，如今，治好的疑难杂症也差不多可以装一卡车了。

没有一种医学是十全十美的。西医不足的地方，可以靠中医和自然医学来弥补，相反地，自然医学也不是万能的，在紧要关头，我也会建议患者吃西药或手术。事实上，我的华盛顿州自然医学医师执照允许我开西药给患者吃，但是，执业至今，我还没有开过半颗西药。因为用天然药物或疗法就可以把病治好，为什么要用有副作用甚至有伤害性的人工药物呢？

言归正传，回到过敏如何根治。我从各种医学的学术理论，以及临床实务的领悟中，发展出一套取长补短、温和有效、有独特见解的整合疗法。由于整合了各种疗法，所以似乎可以看到每种医学的痕迹，但又不能看到每种医学的全貌。例如，在本书中，读者几乎看不到一般西医治疗过敏的方法，甚至对过敏形成的解释也不一样，因为我觉得那些疗法不必纳入。从中医的角度来看这本书，也会发现视野完全不同。学过自然医学的人读这本书，也会有很多启发，因为许多内容是我亲身体验或研发出来的。

子曰："尽信书，则不如无书。"我们不要尽信任何一种医学，每种医学都有它的优缺点以及盲点。对一个医者而言，最好的老师不是教科书，不是医学院的教授，而是患者。从患者身上得到的反应，才是最真实的。如果医学院教科书上面所说的和患者所呈现的不同，你会相信哪一个？我选择后者。

简单地说，这本书不是从书堆中剪贴堆砌出来的，而是生命与血泪所累积起来的。人类战胜疾病的希望，在"整合医学"里，不在"单一医学"里。自然疗法的真实性在本书中得以完全体现。

贯彻我的整合疗法十余年来，困扰我 30 多年的过敏与其他病症全部被治好了，而且我也每天身体力行，从日常生活中，落实正确的饮食、营养、环境、运动、作息、纾压概念。只要改变过去的错误习惯，做正确的事情，就能彻彻底底跟过敏说再见！

　　想知道，当过敏发作时，如何用最迅速的方法，缓解过敏症状吗？

　　想知道，如何用最天然的疗法，不吃西药、不开刀，将恼人的过敏根治吗？

　　不管你是为了拯救自己还是为了帮助家人，不管现在是否饱受过敏的折磨还是为了预防过敏再度发作，相信本书一定对你及你的家人都有最大的帮助。根治过敏，指日可待。

第3章　缓解过敏自救法：不用到医院也能轻松 DIY？

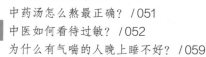

第 4 章　什么是过敏？

第一节　免疫系统的运作模式 / 074

- 身体内的免疫大军
- 过敏就是不该发生的免疫大战

第二节　身体的发炎反应 / 082

- 为什么会发炎
- 如何避免发炎"失控"

第三节　你的身体负荷过重了 / 086

- 过敏的大本营：胃肠道过敏的影响
- 最棘手的胃肠道过敏：肠道通透性增加
- 大内解毒高手两难：肝脏排毒的影响
- 你已经不是你了：自体免疫与排毒

身体免疫大军如何分辨敌人入侵？ / 073
为什么流感疫苗的保护作用不大？ / 075
婴幼儿的疫苗该不该打？ / 076
为什么过敏时经常会流鼻涕？ / 080

第 5 章　为何会过敏？

第一节　遗传到过敏基因 / 095
第二节　吃到不对的东西 / 096

- 胎儿时期和母体有关
- 幼儿时期饮食不当
- 忽略慢性食物过敏
- 坏饮食导致身体发炎

第三节　生活环境的影响 / 101

- 杜绝细菌导致免疫失衡
- 人工产物污染环境
- 尘螨和蟑螂带来困扰

第1章

我有过敏吗？

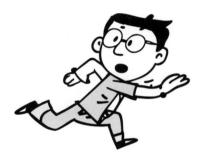

- 我过敏了吗？
- 80%的现代人都已过敏！
- 过敏性疾病有哪些？
- 各种过敏会相互转换

早上一起床，就打喷嚏、流鼻涕，当你有这些问题时，你首先会想到什么呢？是生病了，还是过敏了？在爷爷奶奶的年代，旁人可能会关心地问上一句："你是不是感冒了？"但是，现在的问法是："你是不是过敏了？"因为，现代有高达80％的人过敏，许多常见的症状，可能都和过敏有关，例如：肚子痛、咳嗽、关节痛，甚至失眠。所以当你出现这些症状时，应该要先想一想："我是不是过敏了？"

第一节　我过敏了吗？

　　打喷嚏、流鼻涕、皮肤痒才叫过敏吗？你有没有想过你的注意力不集中、长期疲倦、肚子不舒服、睡不好、黑眼圈、头痛，甚至忧郁都有可能是慢性过敏所引起的身体反应？先不要急着否认："这怎么可能？！"请先来做做下页的调查表，看看你的过敏指数到底有多高。

　　你得几分呢？做完这个调查表，你有没有吓了一跳呢？如果你真的很幸运，没有这些小毛病，那真的要恭喜你，你是极少数没有过敏的幸运儿。如果你惊讶地发现"啊！原来我也有过敏！"，请不要太难过，因为大多数人和你一样，有慢性食物过敏而不自知。

表1-1　过敏症状指数调查表

你是否有以下症状	出现频率		
1. 早上起来或平时会打喷嚏、流鼻涕？	□A 不曾	□B 偶尔	□C 经常
2. 平时容易鼻塞，有时甚至会用嘴巴代替鼻子呼吸？	□A 不曾	□B 偶尔	□C 经常
3. 呼吸时，鼻子里有鼻涕？	□A 不曾	□B 偶尔	□C 经常
4. 鼻涕常常倒流到咽喉？	□A 不曾	□B 偶尔	□C 经常
5. 曾被诊断为鼻窦炎、过敏性鼻炎？	□A 不曾	□B 偶尔	□C 经常
6. 眼睛会发痒或常泪眼汪汪？	□A 不曾	□B 偶尔	□C 经常
7. 有黑眼圈或眼眶下缘发红？	□A 不曾	□B 偶尔	□C 经常
8. 有时耳朵闷闷的、胀痛、听力减退，或是小孩常常用手指挖耳朵或说耳朵不舒服？	□A 不曾	□B 偶尔	□C 经常
9. 曾被诊断为中耳炎？	□A 不曾	□B 偶尔	□C 经常
10. 偶尔会头痛？	□A 不曾	□B 偶尔	□C 经常
11. 皮肤会发痒或干燥？	□A 不曾	□B 偶尔	□C 经常
12. 皮肤起疹子？	□A 不曾	□B 偶尔	□C 经常
13. 曾经被医生诊断为特应性皮炎、荨麻疹、湿疹、牛皮癣？	□A 不曾	□B 偶尔	□C 经常
14. 被蚊虫叮咬后，没有在两天内消退？	□A 不曾	□B 偶尔	□C 经常
15. 常会肚子痛、肚子闷闷胀胀，或消化不良？	□A 不曾	□B 偶尔	□C 经常
16. 很容易拉肚子或大便不成形？	□A 不曾	□B 偶尔	□C 经常
17. 两天以上才排便一次？	□A 不曾	□B 偶尔	□C 经常

你是否有以下症状	出现频率		
18. 曾被诊断为克罗恩病或结肠炎？	□A 不曾	□B 偶尔	□C 经常
19. 经常感到喉咙不舒服？	□A 不曾	□B 偶尔	□C 经常
20. 一年感冒三次以上（含三次）？	□A 不曾	□B 偶尔	□C 经常
21. 呼吸时胸背部里面有声音？	□A 不曾	□B 偶尔	□C 经常
22. 曾被诊断为气喘？	□A 不曾	□B 偶尔	□C 经常
23. 常常咳嗽、日久不愈？	□A 不曾	□B 偶尔	□C 经常
24. 经常感到疲倦，或懒洋洋、一副有气无力的样子？	□A 不曾	□B 偶尔	□C 经常
25. 成年人注意力不集中，或小孩上课不专心？	□A 不曾	□B 偶尔	□C 经常
26. 记忆力不好？	□A 不曾	□B 偶尔	□C 经常
27. 没有蛀牙，却有口臭？	□A 不曾	□B 偶尔	□C 经常
28. 睡醒还是很累，睡眠质或量不佳？	□A 不曾	□B 偶尔	□C 经常
29. 有失眠的问题，难以入睡或半夜容易醒来？	□A 不曾	□B 偶尔	□C 经常
30. 有时会感到焦虑或忧郁？	□A 不曾	□B 偶尔	□C 经常

计分方法：A 为 0 分，B 为 1 分，C 为 2 分

我的得分：

（这就是你的过敏症状指数）

检测结果：

0 ~ 6 分　可能没有慢性食物过敏

7 ~ 15 分　可能有轻微慢性食物过敏

16 ~ 30 分　可能有中度慢性食物过敏

31 ~ 60 分　可能有严重慢性食物过敏

大部分人对于过敏的认知，都放在急性过敏上，而忽略了慢性过敏的杀伤力。通常西医关注的也是急性的过敏反应，所以有些人在医院做的抽血检测（关于过敏检测，详见第2章），常常测不出过敏反应，也找不到过敏原。而慢性过敏因为不容易被发现，所以当人偶有不舒服，却又达不到主流医学的"生病"标准时，通常不会立即联想到过敏的可能。

根据王桂良医师针对3019位案例的分析，台湾成人罹患慢性食物过敏，所表现出来的症状排行榜分别是：68%的人常感觉疲倦，58%的人有腹泻、腹胀、便秘的问题，51%的人会头痛与偏头痛，49%的人会眼睛发痒、流泪，45%的人感冒频繁、喉咙痛，43%的人有失眠现象，40%的人起疹子、皮肤痒，37%的人会肌肉酸痛，36%的人会焦虑、忧伤，以及36%的人有鼻窦炎。

若发生在儿童身上，则有61%罹患鼻窦炎，52%会喉咙痛、常感冒，43%有黑眼圈，39%会头痛，39%会皮肤痒、起疹子，37%会腹泻、便秘，30%感到疲倦，28%有特应性皮炎，25%会流眼泪，以及24%有学习无法专心的问题。

如果你有过敏，而且你已经知道了，那么请不要小看"过敏"这个毛病，因为这代表你的身体正在"慢性发炎"，如果不处理，那么你的身体将一天比一天混乱与衰败，进而演变成自体免疫性疾病，最后将导致退化性疾病，甚至死亡（也许速度很慢，但也有可能很快），要根据每个人的生活习惯和饮食内容而定。

所以，到现在才发现自己有过敏的人，请认真阅读本书。本书累积了相当丰富的"实战"经验，可以逆转过敏的恶化趋势，帮你重拾身体健康！

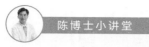

为什么一般医院或诊所测不出慢性食物过敏？

目前医院常见的过敏检测方法，所检测的是 IgE（急性）免疫球蛋白，但是慢性食物过敏反应在 IgG（慢性）免疫球蛋白上。IgG 的检测目前仍然非常不普遍，因此大部分人都不知道自己对哪些食物有慢性的过敏反应。由于技术尚未普及，目前靠抽血检测 IgG 慢性食物过敏，需要花新台币 8000 元，是一笔不小的费用。我在第 2 章中会介绍其他的检测方法，有一种更加准确的抽血检验方法，但费用更高。还有一种"花力不花钱"的方法，准确度也很高，但比较麻烦，需要花时间和心力，读者不妨根据自己的需求参考。

第二节　80%的现代人都已过敏！

根据林口长庚医院的调查，中国台湾各类过敏患者近年来增长幅度惊人：台湾的小学一年级气喘儿的比例从 1974 年的 1.3%增加到 2002 年的 19%，28 年来增长了 15 倍；有些住在工业区的孩子，可能更为严重。至于有鼻子过敏的小朋友，则从 1984 年的 7.8%快速增长到 1994 年的 33.5%，10 年间成长了 4.3 倍。反观美国，1909 年的时候，只有 0.5%的人有气喘，到 1994 年有 8%的人有气喘，花了 70 多年的时间，才增长 20 倍，可见中国台湾的生活形态（环境污染、饮食习惯、作息、压力、运动）一定出现了很严重的问题，才会造成过敏相关疾病越来越严重。

根据医院统计，中国台湾受气喘、过敏性鼻炎、特应性皮炎所困扰的民众约有三分之一，也就是每三人之中，就有一人存在过敏现象，如图 1-1 所示。由于这是总平均值，表示在台北、台中、高雄等大城市所占的比例更高，而且这些只是"确诊"的过敏人口数，那么还没去看医生，或是不知自己已经过敏的潜在患者又有多少呢？

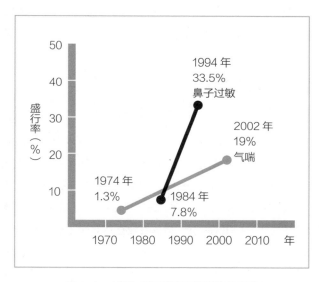

图 1-1　中国台湾过敏患者增长的趋势图

　　根据美国数以千计的自然医学临床医师研判，美国有慢性食物过敏的人口比例，可能多达 80%。根据 2003 年王桂良医师对 3019 位台湾人的检测统计，中国台湾慢性食物过敏人口比例已高达 78%。若有过敏症状的人去做检测，比例甚至高达 100%。

　　可见大多数人以为只有那些外表看起来有过敏症状（例如打喷嚏、流鼻涕，或是皮肤起疹子甚至气喘）的人才是过敏的人，其实都忽略了自己早已是过敏的受害者，过敏大军早已如排山倒海的态势来袭了！只不过"慢性食物过敏"隐藏在胃肠道里面，症状会延迟发作甚至被抑制，所以很不容易被发现！

这样的结果是不是很让人讶异呢？这是真的，现代化国家的过敏人口比例，已经达到人类历史的高峰（80%），但大多数人不自知。不知自己有过敏的人最大的风险是：他们将让自己陷入长期的病理困扰中。如果不想办法改善，病情会越来越复杂与严重，最后治疗起来，就越来越困难了！

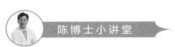

陈博士小讲堂

什么是慢性食物过敏？

在介绍慢性食物过敏前，我们先来了解一下，为什么我常说胃肠道是人体最大的免疫器官。胃肠道是人体吸收营养、补充能量的主要器官，如果没有强大的"防御"能力，我们很容易因为"吃"而危害身体。因此，我们的胃肠道，除了胃里面有胃酸，可以把吃进肚子的病菌杀死之外，在小肠的黏膜上也布满了免疫系统，随时监测食物中是否含有细菌或异物。这些免疫系统就是一团又一团的派尔集合淋巴结（Peyer Patches），也就是淋巴细胞或白细胞聚集之处（见下页图）。由于派尔集合淋巴结实在太密集，里面集合了为数众多的淋巴细胞，堪称所有器官之最，所以胃肠道足以号称人体最大的免疫器官。这些派尔集合淋巴结的存在虽是好事，却也因为富含淋巴细胞，导致我们很容易产生过敏。一旦我们吃进食物过敏原，当这些过敏原经过胃肠道时，就会引起派尔集合淋巴结里的淋巴细胞大规模的过敏反应，但由于食物过敏多半是属于延迟反应，几天后才出现症状；有了症状又常被调节性 T 淋巴细胞抑制了，因此大部分人并不认为自己有食物过敏。

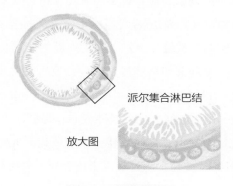

派尔集合淋巴结

放大图

图1-2 肠道的横切面

第三节 过敏性疾病有哪些?

一般人常说的"过敏"，其实是很笼统的称呼。过敏会因发生部位的不同，以及症状的差异，在临床上有不同的病名。例如过敏经常会发生在胃肠道、皮肤、鼻子、眼睛，以及肺这些器官。如果发生在皮肤，就有可能是特应性皮炎、荨麻疹、湿疹、牛皮癣；发生在鼻子的是过敏性鼻炎、鼻窦炎；发生在眼睛的是过敏性结膜炎；发生在耳朵的是过敏性中耳炎；发生在肺的是气喘；至于胃肠道的过敏，则是食物过敏，会引起肠胃不适的种种症状（如腹胀、腹痛、腹泻、便秘）。这些症状有可能在吃下该食物的当下立刻发生（属于急性过敏），也有可能延迟两三天之久才发生（属于慢性过敏）。

早在 20 世纪 40 年代，美国的西伦·伦道夫医师就发现食物过敏有延迟反应的现象，而且证实与临床上许多疾病有关联。根据美国临床医师统计，高达 80 种医学上常见的疾病或症状都与食物过敏有关。例如：过敏反应发生在头皮上的血管会引起偏头痛；发生在关节，则引起关节酸痛或是僵硬；发生在中耳，则引起慢性中耳炎；发生在胰脏，则引起 1 型糖尿病；发生在为大脑内部供应血液的血管，则引起忧郁症、慢性疲劳、头晕、注意力不集中、思考模糊、记忆力减退、情绪起伏、学习障碍、儿童多动症（注意缺陷多动障碍）。慢性食物过敏甚至还会使下列疾病恶化：自闭症、脑性瘫痪、癫痫与多发性硬化。

要知道，若忽略慢性过敏的严重性，会导致自己的身体一天不如一天而不自知，比如我们常吃的面条、天天喝的牛奶，吃了、喝了，会让某些人产生疲倦、头痛、鼻塞、咳痰等问题，但这些症状又常在几小时，甚至 2~3 天后才发作，因此发作时他们很难联想到是几天前吃面条或喝牛奶所引起的，所以他们就会继续吃这些东西，而身体的不适症状也将持续。慢慢地，他们会发现，这些症状变得不明显，他们也就更不会知道身体不舒服的原因在哪里。长久下来，很有可能就患上了肠道通透性增加，不但不能好好吸收食物的营养，还会因为这些过敏原从肠子里漏到血管中，引发许多过敏症状。

除此之外，还有人会因为过敏而引起高血压、心悸、乏力等症状，主要原因在于：过敏

扫码回复"现象"
分辨自己是否过敏

对身体而言是一种未预期的压力，所以不管你的过敏是发生在身体的哪一部位，都会引发一些身体或心理上的不适感。

要判断自己是哪一种过敏，最简单的方式当然是找医生诊断，但是表 1-2 也可以让读者自行先判断，看看自己到底属于哪一种过敏性疾病。如果你有该表格左侧的身体症状，那么你可能有表格右侧该类的过敏性疾病。

表1-2　过敏种类与身体症状对照表

症状	病名
皮肤发痒、起红疹、块状突起、红点、结痂、流脓、起水泡	特应性皮炎、荨麻疹、湿疹、牛皮癣
眼睛发痒（很想揉眼睛）、眼皮肿胀感、有眼袋、眼眶下发黑、泪水汪汪、眼白部分有血丝、怕光、灼热感、砂粒感	过敏性结膜炎
鼻子发痒、流鼻涕、鼻涕倒流入咽喉、喷嚏连连、鼻塞、讲话有鼻音、嗅觉减退	过敏性鼻炎
耳朵里面有塞住感、听不清楚、耳朵里面不舒服甚至会痛	过敏性中耳炎
咽喉发痒、胸前（气管处）发痒、胸闷、咳嗽、咳痰、呼吸短促、呼吸时胸腔里有异声、稍微运动就会很喘	气喘
食欲下降或是增加、饱胀感、腹胀、打嗝、常放屁、恶心、吐酸水、腹痛、腹泻、便秘、肛门痛、消化不良、吸收不良	胃肠道过敏

另外，过敏性疾病也会引起身体一系列的间接反应，如表 1-3 所示。

表1-3　过敏引起的身体不适间接反应

神经系统	疲倦、乏力、失眠、睡眠不足、注意力不集中、嗜睡、昏沉、记忆力减退、思路不清楚、头痛、偏头痛、易怒、焦虑、忧郁、沮丧、恐慌、社会退缩、自信心减退、幼儿自闭症、儿童多动症

五官	口腔黏膜溃烂（鹅口疮）、咽喉炎、牙龈肿胀、口臭、口中有异样感觉、常常感冒、内耳塞住的感觉、听力减退、耳鸣、耳痛、中耳反复发炎、青春痘
肌肉骨骼	肌肉酸痛、肌肉无力、肌肉紧绷、腰酸背痛、关节酸痛、关节肿胀、关节僵硬
泌尿系统	尿频、小儿尿床、夜晚尿频、痛经、经期不规律、经期症候群、阴部发痒、反复泌尿道感染
心血管	高血压、心悸、全身性水肿、心绞痛、心律不齐、低血压
其他	饭后症状恶化、"睡饱"后体力依然没有恢复、身体有种不舒适感、感觉像感冒却又没感冒、饭后觉得非常疲倦或是发冷、体重过重或过轻

 陈博士小讲堂

人们最容易对哪些食物过敏？

通常会对哪些食物过敏，可能和各民族的饮食习惯、遗传基因有关，而且每个人的状况和严重程度也都不相同。曾有学者研究，亚洲人对乳制品的过敏最严重。其实，根据不同国家和地区、不同检验单位的统计发现，乳制品都是十大慢性食物过敏原的第一名。

2003年，台湾安法诊所的王桂良院长统计766人的检验报告发现，台湾人的十大过敏原依序为乳制品、鸡蛋、小麦麸质、玉米、芝麻、蘑菇、大蒜、凤梨、花生、黄豆，如表1-4所示。2006年，台湾瀚仕功能医学研究所的欧忠儒所长统计633人的检验报告发现，台湾人的十大过敏原依序为牛奶、蛋、小麦、黄豆、花生及坚果类、玉米、鱼及甲壳类海产、凤梨、酵母、葡萄柚，如表1-5所示。

表 1-4　台湾十大慢性食物过敏原排行榜（一）		表 1-5　台湾十大慢性食物过敏原排行榜（二）	
第一名	乳制品	第一名	牛奶
第二名	鸡蛋	第二名	蛋
第三名	小麦麸质	第三名	小麦
第四名	玉米	第四名	黄豆
第五名	芝麻	第五名	花生及坚果类
第六名	蘑菇	第六名	玉米
第七名	大蒜	第七名	鱼及甲壳类海产
第八名	凤梨	第八名	凤梨
第九名	花生	第九名	酵母
第十名	黄豆	第十名	葡萄柚

资料来源: 2003 年王桂良统计 766 人。　　资料来源: 2006 年欧忠儒统计 633 人。

　　有人会觉得奇怪，为什么两个单位的统计名次会有差异？其实这属于合理的范围，因为两个单位所收集到的样本族群不一样，而且检验的机构也不同。在此，我同时公开两个排行榜的目的是，让读者知道，这两个排行榜总共 13 种食物都是容易产生慢性食物过敏的食物。在实施低敏饮食的时候，可以考虑避开这两个榜单中的食物，三周不吃，就有可能减轻过敏症状。

　　从两个排行榜中，我们可以看出来，牛乳、蛋、小麦都是排行榜的前三名，而且不只中国台湾如此，美国的统计报告也是这样。所以，我们几乎可以归纳，这三种食物最容易引起人类的慢性食物过敏。常有人问我，如果检查出来对某些食物过敏，是不是一辈子都会对它们过敏呢？其实未必。我们要知道，越常吃的食物越容易引起过敏，如果一阵子不碰过敏食物，加上用本书的方法将过敏体质调理好，可能几年之后，检验报告会有所变化，甚至对有些严重过敏原的过敏反应会降到轻度，有些轻度会降到正常。

有些患者会发现，一样的食物会因烹调方法的不同而导致轻重不一的症状。最常见、最容易懂的例子，就是吃油炸物了。有过敏体质的人，只要吃了炸排骨、炸鸡腿、炸茄子、炸虾等一切经高温烹调、导致油脂氧化的食物，就容易诱发过敏反应，这是因为食材氧化后的自由基会使体内发炎反应恶化，而过敏本身就是一种发炎现象。

另外，有一个很特殊的现象，就是晚餐比早餐或午餐更容易诱发过敏反应。这是因为人体内的"天然类固醇"浓度在晚上最低，所以最容易导致过敏反应失控。

 陈博士小讲堂

什么叫饭后症状？

由于过敏常常是由食物引起的，所以很多人的过敏症状都是在吃完食物后被诱发或是恶化。借此，患者自己慢慢会清楚原来是哪些食物引发过敏，然后在饮食中尽量避开。不过，这种饭后症状只能代表急性过敏的食物，容易让人忽视慢性过敏食物的潜在危险，因为慢性食物过敏的反应，往往都是在吃下食物后的数小时甚至数天后才发生，让人难以联想到底是什么食物引起的。

第四节　各种过敏会相互转换

大家都知道基因遗传是过敏体质的一个重要因素，所以父母亲有过敏体质的话，他们的小孩会比较容易过敏。但是，有一个现象值得大家关注一下，那就是在同一个家庭里，可能妈妈是因为食物过敏引发偏头痛，而姐姐则是出现皮肤过敏（如湿疹），至于弟弟可能是气喘，妹妹则是过敏性鼻炎。乍看之下，同样的过敏体质（基因），却在每个人身上产生了不同的症状。这是为什么呢？这是因为过敏虽然引起不同疾病，但是这些细胞分子层面是相当类似的。也就是同样一家人，虽有类似甚至同样的基因，但因每个人体质强弱不同，后天饮食、生活习惯也不同，导致每个人的过敏表现在不同的部位。

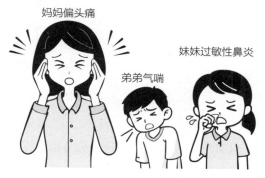

同一个家庭表现出不同的过敏症状

这就是一种过敏转换的情况，也就是同一个家庭中的成员可能会以不同的方式表现出过敏的症状。但是还有一种情况是：同一个人也可能出现不同的过敏症状。例如，一个人有可能最初是皮肤过敏，后来演变成鼻子过敏，最后又演变成气喘。

这是欧美无数自然医学医师与同类疗法医师累积一百多年来的观察结果。统计发现，过敏性疾病通常先由皮肤表现出来，但若使用抑制性的方法治疗（例如人工类固醇药物），则皮肤过敏的情况会消失，但这不是治好，反而逼迫过敏症状往身体内部发展，例如从鼻子表现出来，因而形成过敏性鼻炎。若再用抑制性药物（如抗组织胺、人工类固醇等）治疗，则过敏将再往身体更深层发展，例如跑到肺部支气管，并以气喘的形成表现出来。

讲简单一点，人之所以会过敏，就是因为体内有一些不适合的东西想要以发炎的方式排出来，开始会从皮肤排，形成皮肤过敏，如果受到抑制，就往内部排，形成鼻子过敏或中耳炎，如果再受到抑制，就更往深层排，形成气喘。

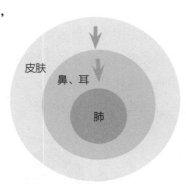

抑制疗法导致过敏向内发展的过程

上述过敏性疾病因为受到抑制而由浅入深的演化过程，是欧美自然医学界的一个宝贵发现（详见本章最后的"疾病演化过程与好转反应"），可惜大部分人与医师并不清楚。目前主流医学界大多只能从临床上发现，如果孩子的过敏在一岁以前发作，大部分会以皮肤症状为主要表现，例如特应性皮炎，而学龄儿童则以过敏性鼻炎为大部分的临床表现，随着年龄越来越大，接下来可能就会出现气喘了。

虽然主流医学界已经观察到和自然医学界相同的"现象"，但是目前尚无合理的解释。不过，这一点以自然医学的学术来推论，加上观察这些小孩子出生以后过敏的演变与服药的纪录，就可以看出端倪。

另外，还有一种情况是，在一个人的身体累积太多外来毒素后，他的过敏症状也会相互转换。例如，有些人可能鼻子过敏一阵子后，就出现比较严重的气喘发作，此时他鼻子过敏的情况似乎已经好转，但其实不然，只不过身体的免疫系统认为肺部比较危急，所以转换战场，带领着免疫大军去肺部作战，导致气喘严重，而其他区域（鼻子）则暂时撤兵。过一阵子，在气喘情况好转后（肺部战场胜利），鼻子过敏现象又变得更严重了（免疫大军又回来了）。

事实上，过敏症状究竟会先从皮肤、鼻子还是肺部发作，没人说得准，但我认为以目前的污染（环境、食物、水）情况，大部分的人身体内可以说是布满地雷，难保何时会发作。

为什么我会特别强调过敏的转换呢？因为这和根治过敏性疾病有很大的关联。一旦我们厘清了过敏的来龙去脉之后，便可以从过敏的根处下手，而不会动不动就以类固醇、抗组胺、抗生素等人工药物，来扰乱身体的免疫系统。

 陈博士小讲堂

自然医学的宝贵发现：疾病演化过程与好转反应

人类的疾病有一定的演变过程。一个人从健康到出现小毛病，再到生大病，最后死亡，其实都有一定的脉络可循。如果归纳出来，这个模式就是以下的疾病演化"公式"。大部分疾病都可套用这个公式，过敏也不例外。

健康 → 干扰 → 急性发炎 → 慢性发炎 → 退化性疾病 → 死亡

当一个健康人吃到过敏原（干扰）时，他的身体就会出现不稳定状态，会通过"急性发炎"来想办法排出过敏原，但急性发炎如果没处理好，例如环境里有很多尘螨、很多毒素，或是吃了西药来抑制，导致发炎状态从急性变成了慢性，这时身体可能就会长期出现湿疹或气喘等"慢性发炎"疾病。如果再继续使用西药或是干扰持续存在，身体就可能演变成自体免疫性疾病，例如强直性脊柱炎、系统性红斑狼疮、干燥综合征、类风湿关节炎、贝赫切特综合征等。这一类自体免疫性疾病，西医称之为"退化性疾病"，为什么称为退化性疾病呢？因为根据统计，这些疾病只会越来越退化，很难复原。到了这个阶段，西医的疗法只能持续用抑制性药物控制症状（医好已经几乎不可能了），但持续使用抑制性药物的结果，只有加速走向死亡一条路了。

上述疾病的演化过程，是采用西药医治所产生的结果，但如果采用自然医学的方法来治疗，会怎样呢？自然医学会用各种方法，让身体一步一步恢复到先前的状态，"逆转"疾病的演变。也就是说，当你用对了天然药物或疗法时，疾病的症状会往回走，换句话说，会回到疾病的上一个阶段。例如退化性疾病会出现慢性发炎或急性发炎，深层的疾病会变成浅层的疾病。

我在美国的诊所里医治过许多鼻子过敏与气喘的患者，不少人都出现了起疹子的好转反应，这就是身体从慢性发炎恢复到急性发炎的状态，换个层面来看，身体是从皮肤排出体内过多的毒素，把战场从深层移到浅层。这些毒素有可能是过敏原，也有可能是环境或饮食中的毒素。

我还观察到一个非常重要的现象，那就是：**绝大多数患有自体免疫性疾病的人，之前一定有过敏，而且先前的过敏一定没有妥善处理，导致身体产生混淆，从对外来物过敏，演变成对自己的关节或皮肤黏膜产生过敏。**所以，如果自体免疫性疾病的患者经过自然医学的妥善治疗，而有急性过敏的现象，有时是疾病逆转的好现象，不必过于担心，这是俗称的"好转反应"。

好转反应，又称逆转反应，中医称之为瞑眩反应。不管是自然医学医师或是中医师，常常在临床上观察到这个现象，但如果是常用西药抑制症状的医师，就不容易理解这个现象。不少人吃到对症的中药或营养品，会有这种现象，也就容易体会。

临床上，我遇到最麻烦的好转反应是一些特应性皮炎、荨麻疹患者，因为他们长期擦拭类固醇药物，不管他们现在还有没有在擦，之前擦的类固醇，都还有少部分留在皮肤里面，对该区域的皮肤产生不良的影响。我常戏谑地称擦过类固醇的皮肤是"假皮"，因为该区域皮肤对冷热的反应和正常皮肤很不一样，甚至颜色、厚度、质地、感觉都和真正的皮肤有很大的差别。

对于这些皮肤，要让它们恢复到健康的皮肤，先决条件是一定要把皮内累积的类固醇排掉，否则怎能恢复正常呢？用对天然药物的时候，常会加强"假皮"排毒，而造成之前"平静"的假皮，又开始发红、起疹子、起水泡，甚至流脓、流血，外表看起来好像过敏恶化了，好像把患者越医越严重了！但实际上，这很可能就是好转反应，身体把以前制抑在里面的毒素快速地排出体外。

据统计，擦了一年的类固醇，至少要历经1~2个月的皮肤好转反应，才能将该区域的皮肤毒素彻底排除，而这个过程常常令人不舒服甚至难以忍受。最受不了的，常常不是患者自己，而是小患者的妈妈，而且因为不忍或是信心不足，有可能因此中断治疗。另外家属、同学或邻居的闲言闲语，也常会造成负面困扰。所以，除了事先告知好转反应的可能性之外，医者也应该尽量在剂量上做调整，减缓体内排毒的强度，以及配合针灸、放血、拔罐的疗法，来避免好转反应的发生，让痊愈过程能尽量顺畅、舒适。

值得注意的是，好转反应与病况恶化，有时看起来相当类似，必须要由受过正规专业训练、有经验的自然医学医师来做判断，不应由患者自行判断，以免产生混淆，错过治病良机。

第 2 章

检测过敏方法大公开

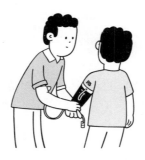

- 家族基因检测法
- 早期症状自觉法
- 常见过敏原检测法
- 血常规检查法
- 肾上腺功能检查法
- 胃肠道功能检查法

要知道自己是不是"过敏一族"，除了到医院抽血检测外，还有其他方法吗？查到了过敏原，就真的可以让你对症下药、远离过敏吗？有没有你不知道的漏网之鱼呢？又有哪些方法可以不用抽血、扎针，就可以让你自己检测出到底有没有过敏呢？

　　相信很多人都有这样的经历，明明知道自己有过敏，但是到医院扎针，抽血检查后，医生却告诉你："你的过敏指数是125，没有查到过敏原……"听到这样的说法，你会不会觉得很气馁呢？心里暗暗嘀咕：那我岂不是白挨针了！明明有过敏症状，为什么医生查不出过敏原呢？难道注定要跟"过敏"纠缠一辈子吗？事实上，检测过敏的方法很多，而目前医院所做的过敏原检测，只能测出急性的IgE过敏反应，对于我在第1章中所提到的"慢性食物过敏"是检测不出来的。因此，为了彻底了解自己对什么过敏、为什么过敏，我建议读者详读此章，亲身演练，才能知道如何彻底摆脱过敏！

第一节　家族基因检测法

我们要了解自己容不容易过敏，最简单的方式，就是看看自己的亲戚。例如，母亲、姨妈、外婆、舅舅都有过敏症状，而父亲那边的亲戚则没有，就可以很清楚地知道，自己的过敏基因遗传自母亲。通常，只要三亲等以内的人有任意一种过敏症状（不包括姻亲），那么你很可能就有过敏的遗传。

表 2–1 为三亲等的亲属关系，通常亲等越近，其基因的遗传作用就越强。

表2–1　三亲等亲属说明

一亲等	父、母、子、女
二亲等	爷爷、奶奶、外公、外婆、孙子、孙女、兄、弟、姐、妹（不包括嫂嫂、弟媳、姐夫、妹夫）
三亲等	叔、伯、姑、舅、姨（不包括婶婶、姑父、舅妈、姨父）

从家族过敏史来推断自己的过敏性疾病，是很粗略的方式，你只能大概猜出，自己的过敏可能遗传自哪方，而父母双方都有过敏的人，其过敏的可能性也就相对提高了。不过，要特别补充说明的是，由于基因重组的变化很大，虽然拥有同样的父母，但也有可能你有过敏，而你的妹妹没有。要知道，80%的人都有过敏基因，但因为程度的不同、身体总负担的不同，所以症状表现上也会有所不同。现在有很多人都将过敏怪罪于基因，这是不对的，爷爷奶奶以前的年代，为何过敏的人很少，一样的基因传到现代人，为何现代人的过敏就很普遍？要怪就要怪我们的饮食及生活习惯的错误改变。

第二节　早期症状自觉法

一个人从健康到生病，都有一定的演变过程，过敏也不例外。因此，如果能在过敏初期就自我发现，即时给予正确的治疗，并杜绝过敏原的话，相信就可以达到事半功倍的效果，也可以避免过敏性疾病愈演愈烈，或由急性转为慢性。

表2-2为各类过敏的早期症状，请观察自己是否有下面这些症状。如果有的话，就表示你可能已经过敏了，千万不要置之不理。

表2-2　各类过敏的早期症状

早期症状	可能的过敏性疾病
皮肤发痒、红点	皮肤过敏
眼睛发痒、眼皮肿胀感	过敏性结膜炎
鼻子发痒、流鼻涕、鼻涕倒流入咽喉、鼻塞	过敏性鼻炎
咽喉发痒、胸前发痒、胸闷、咳嗽	气喘
食欲下降、食欲大增、饱胀感、消化不良感	胃肠道过敏

第三节　常见过敏原检测法

由于过敏原的检测方法五花八门，本书只采用争议最少、最具学理根据的四种做介绍，那就是：皮肤扎刺测试、ELISA 抽血测试[1]、白细胞反应抽血测试与低敏食物＋食物挑战法。

---

[1]　酶联免疫吸附试验，是酶免疫测定技术中应用最广的技术。

皮肤扎刺测试

皮肤扎刺测试是一般西医最常用的过敏原测试方法。患者到诊所或医院时，医师会在患者背上用针刺皮肤，并将少量的不同过敏原从针筒注入患者皮下，静待20分钟后看皮肤是否出现反应，如果有红肿、凸起，就表示对该过敏原过敏。这种检测方法主要是测皮下组织里的IgE抗体，通常对引起过敏性鼻炎、过敏性皮炎、气喘等造成急性反应的过敏原的测试较准确，常见的施测过敏原为尘螨、花粉、灰尘、动物毛发等，但对慢性食物过敏原的监测度相当低，为15%左右。

另外，由于皮肤扎刺测试有时会引起比较严重的过敏反应，所以很多医疗院所近几年都改为抽血的方式，只要抽出3毫升的血液，就可以用来检测是否有常见的急性（IgE）过敏原抗体。

由于此种方法所测知的都是急性的过敏反应，所以实用性并不高。因为急性过敏的反应都比较激烈，所以几乎不用检测，患者也知道自己大概对什么东西过敏。

ELISA 抽血测试

ELISA抽血测试是抽取患者静脉血管里的血液后，于72小时内送达检验室，检验师会将血液分别滴入不同的方格中，并与数十种不同过敏原混合，再由电脑分析出不同程度的过敏反应。

这种方法是检测血液中IgE与IgG的抗体。IgE抗体是负责立即发作的过敏反应，IgG是负责延迟发作的过敏反应。因此，和皮肤扎刺测试相比，ELISA抽血测试这种方法除了可以测出IgE（急性）外，还可检测IgG（慢性），目前被广泛应用在慢性食物过敏检测上。不过缺点是，这种抽血检测需要花上一笔钱，好处是可以一次看出你对 96 种食物是否有过敏，以及严重程度。

白细胞反应抽血测试

这是我在 2009 年 8 月，到美国参加自然医学医师年会时，才确定的一种当时最新的食物过敏检测法。据统计，这种方法比前述的 IgE、IgG 更加准确，因为 IgE 和 IgG 的检测法，是看抗体和过敏原的反应，而这些反应最后还是召唤白细胞来参与作战，那为何不直接观测白细胞的变化呢？这种方法就是在这样的理念之下发展出来的。

这种方法是把 200 种过敏原或食品添加物，个别加入受试者的血液中，借由复杂的电子仪器，使用库尔特方法（Coulter Method）读取，看看白细胞的尺寸与数目的变化。这种方法的基本概念和皮肤扎刺测试颇为类似，但皮肤扎刺是将过敏原接触皮肤，看皮肤的变化，而这种方法是将过敏原直接和白细胞接触，看白细胞的变化，因此最能反映血液和组织中的真实现象。目前许多研究证实，把这种方法所测出的过敏原避开，94% 以上的过敏患者，其症状可得到缓解。这种方法弥补了 IgE 和 IgG 检测的不足之处，例如细胞激素（Cytokine）、与抗体无关的Ⅳ型超敏反应、毒素、食品添加剂，在这种检测中都不再是漏网之鱼。

低敏食物 + 食物挑战法

要找出对我们影响较大的慢性食物过敏，还有一种方法，那就是"低敏食物 + 食物挑战法"，这种方法虽然不需要抽血，而且几乎不花钱，但复杂度较高，耗时较久。

这种检测方法共分成两个阶段，第一个阶段是"低敏饮食"，三个星期内只吃不易过敏的食物，避开"台湾十大慢性食物过敏原"。三个星期后，你将会发现身体的过敏反应降了下来，人也清爽、舒服多了。短短三星期后，很多人的过敏症状包括鼻炎、皮肤病、气喘甚至都好了。但此时，检测还没结束。

这时，我们的"调节性T淋巴细胞"会慢慢退居幕后，如果我们突然间再吃到过敏原，身体会怎样？因为调节性T淋巴细胞"在家睡觉"，所以一旦吃到过敏原，即使是慢性过敏，也会突然变得很快、很鲜明，因为调节性T淋巴细胞来不及出来抑制。

所以，接下来要进行的第二阶段，就是"食物挑战"。此阶段的任务是，将原先避开的十大过敏原食物，一样一样地慢慢吃，但一次只试一种食物。例如，第一天先喝牛奶，摄取量可以稍微多一些，看看身体是否出现不舒服的反应。如果一两天内出现了剧烈的反应，那么可以断定，牛奶是过敏原；反之，如果两天之后，还没有反应的话，就可以排除牛奶这个过敏原。

等到第一种食物的过敏反应都解除后，才可以再进行第二种食物的挑战。就这样，一种一种食物慢慢测试，你就可以确定身体会对哪些食物过敏，以及过敏程度的高低。当然，也有一种可能是，会引起你过敏的食物可能不在这十大过敏原食物中，这样一来，你只好从头开始了。

最后，要特别提醒，当你在进行食物挑战的时候，如果出现了激烈的反应，可以用维生素C加天然黄酮缓解症状，严重时加槲皮素或野生玫瑰花瓣萃取物，如果真的严重到呼吸困难，为了避免休克，就要马上打肾上腺素，或送医急救。

由于这种方法可以将所有的急性与慢性、Ⅰ到Ⅳ型超敏反应一网打尽，所以称得上全世界目前最精准、最不受质疑的食物过敏测试，却也是最难身体力行的。比较折中的办法是，先做白细胞反应抽血测试或 IgG 抽血测试，把测试报告上的过敏原避开三周，再来做食物挑战。很多人会发现这样结合两种测试，就方便多了，而且准确度最高，比蒙着眼睛避开十大过敏原食物有效多了。

 陈博士小讲堂

为什么要写饮食日记？

某些食物天生就容易使人过敏，例如牛奶、花生、小麦、海鲜、蛋、柑橘等。常固定吃某些食物也容易使人对食物产生过敏反应。另外，现代化饮食中，有许多成分或种类是自然界不存在的物质，像是农药、化肥、防腐剂、抗生素、人工添加剂等，或是营养比例不当的食材，例如糖精、精制淀粉等，这些东西都会干扰人体的免疫系统运作，使人产生过敏的概率提高。此外，也有许多现代化食物或是烹饪方式会使人容易发炎，而过敏正是发炎反应的一种，所以多吃这类致炎食物也会导致过敏。

勤写饮食日记可以帮助营养师或医师了解你平时的饮食习惯、营养比例、营养好坏以及探索可能的过敏原，因此有助于拟订整体治疗计划。如果你打算自己进行食物挑战，也请先写下饮食日记，帮助你了解自己的身体状况和食物的关联性。

饮食日记的内容，要越详细越好，包括：

1. 食物的种类、吃的分量、烹调的方式，甚至是什么时候吃的，等等。

2. 吃东西前后的心情如何？有没有体能上的改变，例如吃的时候已经饿到手脚发软、脾气暴躁了，或是因为月经来了，特别想吃巧克力等，不论吃的是正餐、零食、点心、夜宵都要详细地写下来。

3. 排便的情况如何？是否腹胀、消化不良或是拉肚子、便秘等？

4. 每天做了多少运动？什么时候做的？做了些什么？这些也都可以记录下来。

5. 如果不知如何描述，或是怕记录得不够清楚，可以善用现代科技，用数码相机将每一餐的食物一字排开，拍下来，打印出来，贴在饮食日记上。

表 2-3　饮食日记

日期时间	食物名称、分量	餐前的感觉或心情	餐后半小时的感觉	身体有何反应	备注

如表 2-4 所示，过敏反应（超敏反应）可分成四型：Ⅰ、Ⅱ型为即刻反应，也就是我们常说的急性过敏，例如闻到花粉马上就打喷嚏；Ⅲ、Ⅳ型为延迟反应，也就是慢性过敏，例如接触到有毒的常春藤（Poison Ivy），却在十几个小时后才出现皮肤红肿现象。一般常见的过敏可能不一定局限在某一型超敏反应，例如食物过敏与药物过敏可能横跨了四种类型，而急性的过敏鼻炎、气喘、过敏性皮炎与全身性休克为Ⅰ型超敏反应，至于慢性的皮肤过敏、鼻炎、气喘，则可能为Ⅱ与Ⅳ型超敏反应。

表 2-4 四种超敏反应类型

分类	抗体或细胞	机制	过敏原	过敏性疾病	反应时间
Ⅰ型	IgE	肥大细胞脱颗粒作用释放炎症介质	食物 尘螨 药物 花粉	食物过敏 过敏性鼻炎、过敏性哮喘 荨麻疹 特应性皮炎、湿疹 药物过敏 全身性休克	即刻
Ⅱ型	IgM IgG	抗体活化补体或FcR+ 细胞（巨噬细胞或 NK 细胞）ADCC	药物 他种血型 他人器官	药物过敏 慢性荨麻疹 输血错误排斥反应 器官移植排斥反应	即刻
Ⅲ型	IgM IgG	免疫复合物卡在皮肤、关节、肺泡中 活化补体	食物 自体抗原 药物	食物过敏 自体免疫（类风湿性关节炎、系统性红斑狼疮） 血管炎、肾炎、关节炎、肺脏疾病 移植 血清疾病 阿瑟斯反应 药物过敏	延迟

分类	抗体或细胞	机制	过敏原	过敏性疾病	反应时间
IV 型	T 淋巴细胞	过敏原引发细胞激素 Th2 →活化嗜酸性粒细胞	食物 小麦麸质 昆虫毒液 植物毒液 药物 镍 镉	食物过敏 乳糜泻 接触性皮炎（Th1 →活化巨噬细胞） PPD 结核菌反应（Th1 →活化巨噬细胞） 慢性过敏性鼻炎（Th2 →活化嗜酸性粒细胞） 慢性气喘（Th2 →活化嗜酸性粒细胞） 接触有毒常春藤（CTL） 药物过敏	延迟

　　总之，不同的过敏原检测方法，都各有所长，例如皮肤扎刺测试主要是在测 I 型超敏反应，因此当你测出来对某些东西没有反应时，并不表示你的身体对它不过敏，因为它可能是 II、III 或 IV 型超敏反应（不在 IgE 管辖内）。ELISA 抽血测试可测出 I、II、III 型超敏反应，但会漏掉 IV 型，只有白细胞反应测试、低敏食物 + 食物挑战法，才能彻底找出四种类型的超敏反应。

　　过敏的人很容易就知道自己 I 型的过敏原，因为他可能一接触到花粉、灰尘、猫狗，就打喷嚏或呼吸困难，或是起红疹，所以进行皮肤扎刺测试的必要性就相对较低。我比较建议过敏患者采用白细胞反应测试、IgG 抽血测试、饮食测试，来检出自己的过敏原。如果是选择用 ELISA 方法的话，先做 IgG 的 96 种食物慢性过敏原测试，同时报告上会印上急性过敏指数，如果指数大于 250，才需要进一步加做急性的 IgE 过敏测试。

第四节 血常规检查法

血常规检查法非常便宜，通常一般医院或诊所体检都会有此检测（见表2–5）。这种方法所搜集到的信息相当广泛，其中包括各种血细胞的比例、大小等。像正常人的嗜酸性粒细胞应该是 0～3%，但若检查的结果是升高，就表示身体内正有过敏反应或寄生虫感染。

表2–5 各种过敏检测比较表

	低敏饮食＋食物挑战	白细胞检测	IgG	IgE
费用	免费	最贵	稍贵	便宜
方法	饮食控制	抽血	抽血	抽血或针刺
时间	四周以上	三周	二周	一周
准确度	最高	最高	只对慢性过敏	只对急性过敏
必要性	高	高	中	低
普遍性	不容易操作，因大部分患者缺乏耐心	中国台湾还没有，美国已有	中国台湾已有检验所开始测试	大部分医院都有

另外，粒细胞与淋巴细胞比例，正常是 0.65∶0.35 左右，如果在检查中发现，淋巴细胞的比例越高，就有可能表示过敏倾向越重。

除了血细胞的数量外，此种方法还会透过显微镜去观察血液的生理现象，可看出白细胞的活性、血液中杂质与毒素的多寡，而这些现象都和过敏体质息息相关。

第五节　肾上腺功能检查法

　　在以后的章节中，本书会一再强调，有过敏症状的人通常也都存在着中长期压力。那些因过度忙碌、休息不够、熬夜等因素而导致肾上腺素枯竭的人，可以借由简单的唾液激素测试、瞳孔缩放测试、姿势型血压测量，得知自己的肾上腺功能，这是90%以上的过敏患者最容易疏忽或根本不知道的方法。

唾液激素测试

　　这可用来测试我们的肾上腺皮质醇（Cortisol）。方法很简单，只要你收集一天内四个不同时间点的唾液，然后交由检验所帮你检测唾液中的肾上腺皮质醇的含量，接着画一个图（如图2-1所示），如此就可以看出体内肾上腺皮质醇的含量及变化曲线。这个曲线很重要，正常的情况下应该是清晨最高，逐渐下降，晚上最低。但有些人可能曲线会往右移，变成中午最高，那表示这个人可能是个夜猫子，所以他早上根本就起不来，但到了晚上就很兴奋。甚至有些人的日夜曲线很不明显，幅度不大，那就表示他的肾上腺皮质醇含量很低。总而言之，这是一个客观的、非侵入性的检查。

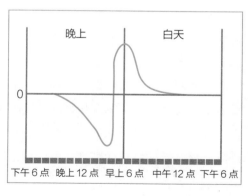

图2-1　体内肾上腺皮质醇含量变化图

瞳孔缩放测试

这是最简便的方法之一，因为这种检测方法不需要花钱。前述的唾液激素测试，必须送到检验所分析，但瞳孔缩放测试很简单，在家里就可以自己进行。

我们先把房间里的电灯关掉，这个时候瞳孔应该会慢慢放大。五分钟之后，拿出手电筒往自己的瞳孔斜照，正常的情况下，我们的瞳孔应该会收缩，可是有些人的瞳孔却是缩了一下后，马上又放大，接着又收缩，然后又放大。这表示这个人的瞳孔括约肌没力，没有力气将瞳孔保持在收缩的位置。会出现这样反应，表示这个人的肾上腺素已经疲乏了，经常熬夜、压力很大的人这种现象就会很明显。全身有括约肌的地方还包括食道、肛门、阴道，所以肾上腺素疲乏的人，也就是中医所谓气虚严重的人，容易产生胃食道逆流、胃下垂、脱肛、大小便失禁、子宫下垂等。

姿势型血压测量

测血压可以检测肾上腺功能？没错，但是有特殊的技巧！

先请受试者平躺，5 分钟后测一次血压，测完后，随即请他站起来，然后在 20 秒内再测一次血压。正常的情况下，这个人的血压应该是上升的。例如平躺时，血压是 120/70，但是当他站起来的一瞬间，由于地心引力的影响，全身血液往下半身掉，瞬间血压于是往下降，在零点几秒的短暂时间内，我们的血压监测中枢，会警觉到低血压的危险，马上命令肾上腺素分泌，因此刺激心脏压缩，激发血压往上升。所以，在起身的几十秒内，正常的血压会上升 10/5mmHg 左右，原本平躺的 120/70mmHg 就会升到 130/75mmHg，这是健康的现象，表示肾上腺素足够。但如果起身后的血压反而往下掉，例如掉到 110/65mmHg 的话，就表示这个人的肾上腺功能有问题，可能是熬夜、过劳、虚弱所造成的。如果血压下降 20/10mmHg 的话，可视为病理性的姿势型低血压。这种检测方法不花钱，只要有一个血压计、一张床，任何人就都可在家检测。不过，这种检测方法有一点技术门槛，可能要多练习几次，才能掌握窍门，一方面血压测量要准确，另一方面要掌握好时间。不熟悉传统血压计的人，可以买电子血压计，按一个按钮就可以了。

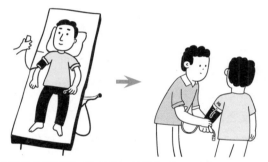

平躺 5 分钟后测一次血压　　站起来后 20 秒内再测一次血压

姿势型血压测量

中医肾脉测量

中医把脉很奇妙，而且很准确。两只手的桡动脉是中医师把脉之处，依据部位的不同，可以分为寸、关、尺。两手的桡动脉尺部，就是中医所谓"肾"的位置。中医说的肾，其实包含了西医的下丘脑、脑垂体、肾上腺、肾脏、膀胱、外生殖器这些器官，而不是只有肾脏。一个人如果肾上腺疲乏的话，通常肾脉会很虚，甚至会消失。我在临床上发现，现在年轻人很多是没有肾脉的，也就是说，现代很多年轻人肾上腺疲乏，可能是熬夜、睡眠不足、营养偏差所造成的。20 年前的我也和其他年轻人一样，没有肾脉，难怪身体很差，过敏也严重。后来把身体调好了，肾脉也恢复了，而且变成长脉。长脉的人比较长寿。

上述四种肾上腺功能检测法都非常重要，而且很安全，也不必抽血，我认为有过敏的人，至少要熟悉其中的一种，并定期检测，让自己的肾上腺功能处于最佳状态。肾上腺功能正常，过敏就不容易发作，对过敏原的忍受度

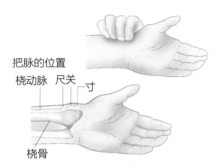

中医肾脉测量

也会大很多。反之，肾上腺功能衰退的人，不但容易过敏，也会产生自体免疫性疾病，甚至会早衰、血管病变、癌化。中国台湾与日本常常听说有人过劳死，就是因为工作太拼命了，导致肾上腺衰竭，最后以暴毙的方式让身体停止运作。美国人几乎没有过劳死，因为懂得调节生活，工作、休闲、睡眠三者并重，平均分配各八小时，所以美国人的肾上腺功能普遍较中国台湾人和日本人来得好。

第六节　胃肠道功能检查法

胃肠道是人体最大的免疫器官，如果功能不正常，势必影响免疫系统；常用的检测项目有胃酸测试、胃肠蠕动速率测试、

CDSA 粪便测试、尿蓝母测试等。

胃酸测试

在临床上，我们会发现，有过敏的人胃酸通常太少（pH 值偏高），而不是太多。正常的胃酸的 pH 值可能是 1 ~ 3，就像洗马桶的盐酸那么酸，但因为我们的胃有黏膜保护，所以这么酸的胃酸并不会伤害我们的胃。胃酸为什么要这么酸呢？主要目的是把吃进去的细菌杀光光，没有什么细菌受得了盐酸的酸度，所以健康的胃应该是无菌状态的，很干净。但是，很奇怪的现象是，有过敏的人，特别是气喘患者，其胃酸的 pH 值可能只有 3 ~ 5，也就是胃酸不足，这样的情况有可能是因，也有可能是果。总而言之，因为胃酸不够酸，一旦细菌被吃到肚子里，就不会被杀死，进而会跑到小肠里作乱，所以过敏的人胃肠道功能通常都不好。测出自己胃酸不够酸的人，胃肠道杂菌可能比较多，也比较容易过敏，需要补充胃酸制剂和肠道益生菌。

胃酸的检测有两种方法：第一种方法是吞一颗有放射性信号的药丸，进到胃以后，把信号传到体外，由一台机器接收，读取胃酸pH 值。第二种方法不需要昂贵的仪器，但是听起来有点不雅。把一颗内含棉线的胶囊吞下肚，手拉住棉线的一端。侧躺 20 分钟，棉线约有 80 厘米长，此时棉线的末端会沾一些胃酸。20 分钟之后，把棉线从嘴巴里拉出来，拉直放在铺了纸张的桌上，用酸碱试纸沾滚棉线，读取末端的 pH 值，那就是胃里面的胃酸真正的 pH 值。

胃肠蠕动速率测试

在美国，胃肠蠕动速率测试也是吞下一颗有放射线的药丸，然后开始计时，并通过仪器观察，看看需要花多少时间，药丸才会排出来。有些人可能要 24 小时，有些人可能要花上 48 小时。但这种检测太贵了，要花新台币一万元左右。我的检测方式则相当便宜，大概只要花新台币六元，就可以得到胃肠蠕动的速率。方法很简单，买一罐玉米罐头，然后舀一

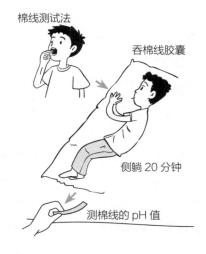

棉线测试法

吞棉线胶囊

侧躺 20 分钟

测棉线的 pH 值

大汤匙，直接吞下肚，开始计时就行了。我们只要看看这些玉米何时在粪便中出现，就知道食物在体内逗留的时间，也能间接得知自己肠胃的蠕动速率了。

我认为，在正常的情况下，从吞下食物到排出，最好要能够在 18 个小时以内，或是 24 小时以内也还可以。太快或太慢排出来都不好。如果太快，例如有人六小时就排出的话，那就是腹泻了。蠕动速度过快的人，通常很瘦，食物不太能够被吸收。有些人则是需要花上 48～72 小时，才能将食物排出，这就很不好了。这些人的胃肠道会一直累积毒素，因为食物如果没有在 24 小时内排出体外的话，坏菌就会开始产生很多毒素，累积的食物越多，坏菌所释放的毒素就越多。也因为肠道内有太多毒素了，所以这种人会臭，粪便很臭、体味很重，这种臭味就是毒素造成的。排便顺畅、身体清爽的人，身体通常不会有异味。

有些人会说，我每天都排便，应该就没问题了吧！其实不然，

因为有些人虽然天天排便，但并不代表他们今天排的就是昨天的粪便，有可能是前天的，甚至是大前天的。因为这些人的蠕动速度很慢，所以可能今天吃下去的食物要三天后才排出，所以他们每天排出的粪便都是三天前的食物，这样的话，食物逗留体内太久了，也会产生毒素。因此要知道自己胃肠道的蠕动情况，并不能从是否天天排便来判断，而是要用我提供的吞玉米方式来检测才客观。

CDSA 粪便测试

CDSA 的全名是 Comprehensive Digestive Stool Analysis，意思是全面消化功能的粪便分析。这是将你的粪便拿去检验所，进行全方位的检查，包括胰脏功能、小肠功能、大肠功能、胃消化功能、有没有寄生虫甚至粪便中好菌和坏菌的比例都可以一目了然，只不过费用不便宜，检查一次需花新台币上万元。有时我会替患者省钱，用治疗来当诊断。例如，补充肠道益生菌后，如果消化道功能和过敏症状都有所改善，那就表示之前的状况是因为坏菌太多所引起的。有经验的自然医学医师，只要从患者的症状和主诉中，大致就可以判断出体内的状况，而不一定非要做昂贵的检验不可。

尿蓝母测试

这种测试方法又称欧伯迈尔测试，检测的是尿液中尿蓝母的含量。正常人的尿液中应该测不到尿蓝母，但如果肠道中的坏菌过多，或是有肠道通透性增加，坏菌就会将体内的色氨酸转变成尿蓝母。所以，如果尿液中的尿蓝母浓度越高，表示肠道发炎越严重、坏菌越多，换句话说，尿蓝母测试是肠道通透性增加的重要指标。另外一种检测肠道通透性增加的方法是小肠渗透力分析。这两种方法都可以测出是否有肠道通透性增加。如果出现了肠道通透性增加，那么你绝对有慢性食物过敏症，而且过敏的食物，可能动辄 20 ~ 30 种，需要好好治疗。

除了上述介绍的几种方法外，若身体还有其他症状，建议读者还要再进行不同的检测，例如念珠菌检查、24 小时尿液重金属检查、头发分析重金属检查、全方位肝功能检查、甲状腺检查、压力情绪问卷检查等，因为这些检测结果也都与过敏症状有相当程度的关联性。

看到这儿，相信很多读者一定很着急："我已经受够过敏了，有没有办法可以帮助我快速减轻不适感呢？"又有些人或许会进一步想要知道："是不是真的有办法可以治好我的陈年过敏症呢？"其实，这些问题都是有解的！当你了解了过敏的成因后，我相信你要减缓或根治过敏，就不会再和以前一样，像个无头苍蝇似的，把别人说的秘方都去试试看，结果却越试越严重！

接下来，我将在本书的第 3 章与第 6 章中介绍缓解与根治过敏的一系列好办法，我会倾囊相授，帮你真正远离过敏的困扰！

扫码回复"检测"
了解更多自测方法

缓解过敏自救法：
不用到医院也能轻松 DIY ？

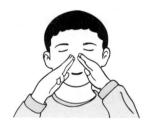

- 轻度过敏自救法
- 中度过敏自救法
- 重度过敏自救法
- 过敏急症：全身性休克自救法
- 对付过敏的万灵丹：清水断食法

古人说，一日之计在于晨。但是，一早起床就连续几个喷嚏，是不是会让你一天有了恼人的开始？上课、上班，不停地流鼻涕或鼻塞，又是否让你头昏脑涨，做事没有效率？晚上想要好好地睡上一觉，气喘或皮肤瘙痒却突然来捣乱，会不会让你快要抓狂？想吃抗组胺或是类固醇药品来缓解，却又得担心副作用！除了西药，有没有天然的方法，可以快速舒缓过敏？事实上，我有很多法宝，都是经过临床反复验证的，保证真材实料，绝非灌水剪贴之作，只要用得恰当，保证有立竿见影的效果，你不妨亲身试试看！

　　我从小就经历各种过敏的困扰，小到打喷嚏、鼻塞，大到气喘发作，还有慢性湿疹、特应性皮炎、慢性中耳炎等，一般人的过敏症状，我几乎都有过。所以我非常清楚过敏发作时的不适感，也非常感谢上天让我接触中医与自然医学，我是被西医放弃的，但是所谓的"另类疗法"为我开启了另一扇窗，也帮助我从"无药可救"的过敏患者，慢慢变成"自救、救人"的医者。

　　治病可粗分为"治标"与"治本"，当然每个人都想把疾病根除，但"治本"通常较耗时，有时人正在不舒服的节骨眼上，必须要赶紧让自己先舒缓下来，所以也要"治标"。

因此，在介绍"根治"过敏的方法前，我想先让大家知道如何"快速"减缓过敏发作的不适。这些都是非常实用的小技巧，没有西药的副作用，只要用得正确，就可以让你马上缓解过敏的不适。只要体会到它的好处，你就会豁然开朗，对我的这一套整合疗法充满信心，进而跟着我的疗法，慢慢调整自己的食衣住行，接着更进一步去体会与认清过敏的来龙去脉，最后一定可以根治恼人的过敏，恢复健康！

第一节　轻度过敏自救法

轻度的鼻塞、打喷嚏、流鼻涕，皮肤起小疹子，或是胸口闷闷的，是很多人都经历过的轻微过敏症状。由于体内累积的干扰因子（过敏原、毒素或压力）不多，所以只要用以下方法，就可以缓解症状。

补充维生素C和天然黄酮加槲皮素

方法：对于鼻子过敏的症状，可以将含有大量维生素C（500毫克）加天然黄酮（250毫克）的营养补充品用嘴巴嚼碎，鼻塞、鼻痒、流鼻涕可以在十分钟内缓解。常用的剂量为每隔几分钟咀嚼一颗。由于每个人的反应不同，应视症状缓解程度而调整。如果很严重，可能要吃八颗，如果只是一两个喷嚏，那么可能一颗就够了。另外，如果可以再补充槲皮素（250毫克）的话，效果会更好。台湾地区尚未开放使用槲皮素，所以可以改用野生玫瑰花瓣萃取物，效果也不赖。

这个疗法，源自十年前我的亲身经验，相当有效。以前在美国的自然医学诊所实习时，我经常处在压力大、睡眠不足的状态，加上因为太忙，车内没有常常清理，布椅套和仪表板常堆积灰尘，所以常会出现打喷嚏、流鼻涕的情况。有一次遇到这种情形，情况蛮严重的，到了诊所停车场，我在车内猛打喷嚏、鼻涕直流，甚至鼻子眼睛开始红肿、发痒、发热。于是，我就尝试吃最高品质的含有维生素 C 和天然黄酮（名字太长了，我把它简称为 C 黄酮）的天然营养品。厂商设计这种营养品时，是让人吞的，不是让人咀嚼的，所以没有加糖分或香料之类，但正合我意，我就拿来咀嚼。虽然又酸又微苦，吃一颗没效，吃两颗还未改善，但在五分钟内咀嚼四颗之后，就已经有感觉了。就这样在十分钟之内，我咀嚼了八颗，顿时喷嚏、流鼻涕、鼻塞、发痒等症状都停止了。于是我整理衣襟、拍拍灰尘，高高兴兴地走进诊所实习，没有人知道我刚才发生了什么事。

为什么要嚼碎呢？因为过敏发作就是肥大细胞处于不稳定的状态，而肥大细胞大多分布在黏膜上，所以用口嚼的方式，不但可使营养成分在口中磨碎与唾液混合，还可迅速布满口腔与咽喉的黏膜，使黏膜上的肥大细胞立即稳定下来，不再红肿与分泌黏液。

再者，这些有效成分通过口含，可迅速经由舌下吸收，此时就可以不用通过肝脏，直接进入全身的血液循环中，因此对于过敏的急性发作相当有效。如果我们是用吞服的方式，则这些维生素必须先经由胃肠道吸收，通过肝脏代谢，最后才到达全身器官。这样一来，有效成分到我们的鼻腔、呼吸道的时候，已经太慢了，而且浓度也不高，所以成效看不出来。

这种口嚼的方式，特别适合发生在呼吸道与头面部的过敏症状，如过敏性鼻炎、气喘与过敏性结膜炎。如果是皮肤过敏，效果就没那么立竿见影，可以改用吞服，耐心地等几天，才会看到效果。

为什么要用 C 黄酮，而不建议只用维生素 C 呢？因为在自然界中，维生素 C 并不会单独存在，永远会和天然黄酮一起，而且维生素 C 和天然黄酮合在一起的效果是一加一大于二，所以比单独吃维生素 C 效果好多了。

带酸味的天然水果富含 C 黄酮，甚至还有其他各式各样的营养素，例如柠檬、柳橙、葡萄柚、百香果、奇异果、苹果、水蜜桃、凤梨、芭乐等都是富含 C 黄酮的水果，有过敏体质且对上述水果不会起过敏反应的人应该多吃，不要怕酸。另外，我还要提醒读者，在选择天然水果时，一定要注意是否为有机生产，因为如果受到农药、化学肥料污染的话，反而对身体不好。我尝试在台湾的大卖场或普通市场中买过一些百香果、芭乐、凤梨、苹果，吃了之后感觉没有好处，反而身体不喜欢，这就是化肥、农药或激素所造成的。

我以前住美国华盛顿州时，在住宅后院种植了十棵苹果树，全部是有机种植，每年有几百甚至几千个苹果可以吃。我发现，如果出现一点过敏症状，只要现摘两个苹果吃下，过敏症状马上就缓解了。

由于每个人的体质不同、症状不同、累积的问题不同，很难统一规定应该吃多少才会有效果，只能建议读者亲身试试看，不管是天然水果还是天然营养品，试试把剂量提高看看。不用担心维生素 C 会过量，因为它是水溶性的，所以就算吃到过量，最糟糕的副作用也不过是拉肚子，把剂量降下来就好了。但要特别注意，如果吃高剂量的维生素C，不要一下子骤停，否则会有维生素C缺乏的症状出现，例如维生素C缺乏病。维生素C的服用剂量可以突然增加，但要缓慢降低。

至于槲皮素，则是一种比较特殊而且强效的天然黄酮。它比一般的天然黄酮还要厉害，稳定肥大细胞的效果更好，主要的天然来源有洋葱，不过，有需要时还是以补充天然的槲皮素萃取物效果最好。可惜，中国台湾把槲皮素列为西药，而且品质远不如我在美国使用的天然槲皮素。槲皮素的品质参差不齐，以劣质居多，原料成本也是天壤之别，因此选择时需要特别小心。

不过也不要灰心，我们可以使用野生玫瑰花瓣萃取物代替槲皮素，它稳定肥大细胞、释放组胺（Histamine）的效果，也是毫不逊色，甚至可媲美西药抗组胺，同时完全没有副作用或毒性。

顺势症状制剂

这是美国自然医学名医巴斯帝尔医师独创的疗法，如果你已经明确知道过敏原是什么，例如灰尘、霉菌、尘螨、蟑螂、花粉，就可以用胶带去收集微量的过敏原碎屑，拿到诊所，由受过专业训练的顺势疗法医师，以特殊的高倍震荡稀释方法，做成个人量身定做的顺势症状制剂，定期服用，借以缓解过敏。

 陈博士小讲堂

如何挑选维生素C？

市面上，到处可以看到不同品牌的维生素C，事实上，市售的维生素C可以简单分为两个不同的等级，一个是欧洲的等级，一个是中国的等级。目前市场上的维生素C有百分之九十九以上来自中国，只有极少数厂商选用昂贵的瑞士制维生素C。如果要选用维生素等营养品，不但要看成分天然与否，还要看制程、产地、污染报告等。

第二节　中度过敏自救法

方法：熬煮对症的中药汤剂（小青龙汤或是麻杏石甘汤），可以快速舒缓呼吸道过敏，例如中度气喘，可以在30分钟以内舒缓。

当你试过轻度自救法后，过敏的缓解效果仍不明显时，那么你的过敏症恐怕比你想象的还要严重。此时建议你试试中度的自救法，也就是用中药汤剂（熬煮汤剂的效果优于科学中药）来帮忙。但中药有效与否，要看药材品质的好坏，还有中医师能否精确地"辨证"。

中医把人的体质简单区分为寒、热，并且受到风、寒、暑、湿、燥、火（热）这六种环境气候的致病因素所影响，变化颇为复杂。加上饮食错误与作息混乱，很多人会衍生出外寒内热、外热内寒、有寒有热的寒热错杂体质，相当的复杂，所以要能正确辨证，最好找细心的中医师开药方。有些人因为自行乱抓药，或碰到看病较草率的中医师，看错体质用错药，就误以为中药效果缓慢或是无效，这其实是一个大误会。

我自己的经验是，只要辨证正确、开对方子，在熬煮中药的时候，光是闻药汤散发出来的味道，气喘或鼻子过敏就好了一半，接下来再把药汤喝下，中度气喘都可以快速平复。我个人认为，治疗过敏的问题，最好用的是《伤寒论》和《金匮要略》的方子，也就是所谓的"六经辨证"。现行中国、美洲的中医教育，偏向于强调"脏腑辨证"，而忽视"六经辨证"，不敢用《伤寒论》的药方，难怪很多中医师治疗过敏没有立竿见影的效果。

想知道自己的体质是寒性还是热性，其实不难。不妨根据表3-1算算你的得分，做个简易的判断，将有助于你对汤药的选择，以及饮食保健的参考。

表3-1 寒热性体质自我调查表

寒性体质		热性体质	
衣服通常穿得比别人多	3分	衣服通常穿得比别人少	3分
较怕冷	3分	较怕热	3分
四肢发冷、背部、大腿、后脑勺、头顶等部位常发冷	2分	身体、头顶容易发热	2分
脸色较苍白或枯黄	2分	脸色常红润或面红耳赤	2分
较不渴、喜热饮	1分	常口渴、喜凉饮	1分
属于干性皮肤	1分	属于油性皮肤	1分
鼻涕、痰液、分泌物较清澈	1分	鼻涕、痰液、分泌物较浓稠	1分
尿液较清澈透明、排尿较多	1分	尿液较黄、排尿较少	1分
大便较软、较稀、较频繁	1分	大便较硬、较容易便秘	1分
深夜吃凉性食物，如西瓜、梨会拉肚子	2分	吃热性食物，如榴莲、龙眼等会觉得烦躁	2分

寒性体质		热性体质	
有甲状腺低下的倾向或病史	3分	有甲状腺亢进的倾向或病史	3分
盖厚被子睡得比较好	2分	盖薄被子睡得比较好	2分
常感到倦怠嗜睡	1分	总觉得精力旺盛	1分
情绪平平或低落	1分	情绪亢奋或烦躁	1分
总得分	分	总得分	分

寒性体质得分较高者，为寒性体质；热性体质得分较高者，为热性体质。无法决定的题目可以略过不计分。如果寒性与热性两边总分相差小于三分者，则为平性体质或寒热错杂体质。

中药方子有丸、散、膏、汤各种剂型，例如桂枝茯苓"丸"、逍遥"散"、川贝枇杷"膏"、十全大补"汤"等。古人在取药方名的时候，是很有根据的。例如，小青龙汤绝对不会取名为小青龙丸，因为小青龙汤的药效很猛。

所谓"汤者荡也"，凡是中药方剂取名为"×××汤"者，如果可以对症下药，那么就会有"动荡五脏六腑"的功效，例如四物汤、四君子汤、十全大补汤、补中益气汤、小青龙汤、麻杏石甘汤、定喘汤、桂枝汤、生化汤、血府逐瘀汤、镇肝熄风汤等。换句话说，汤剂是非常有效且快速见效的，想要快速缓解急性过敏就势必要用汤剂。不过话说回来，现代很多中医师不常用汤剂，而改用比较方便的科学中药的药粉或是药丸。

所谓"散者散也"，凡是中药方剂取名为"×××散"者，如果对症下药，就会将病症"慢慢散去"。例如"逍遥散"，主要是针对肝气郁结、情志不顺、反反复复、肝腹部不适、自律神经失调等症，用逍遥散就可以慢慢散去这些问题。另外常见方剂还有四逆散、行军散、失笑散、藿香正气散、止嗽散、玉屏风散等。

所谓"丸者缓也"，凡是中药方剂取名为"丸"者，通常效果缓慢，必须长期服用才能看出效果，这是因为药材只是研磨成粉，并未萃取，而且用蜂蜜制成药丸，所以药性较慢。常见方子如左归丸、右归丸、肾气丸、桂枝茯苓丸、健脾丸、天王补心丹（丹和丸类似）等。

汤药针对的是大问题，所以中度过敏可以用中药汤来缓解，例如寒性体质使用小青龙汤，热性体质使用麻杏石甘汤，只要对症，就会有立竿见影的效果。但是，如果用科学中药来治疗，最多只有七成的疗效。不过科学中药的好处是携带方便，而且不需熬煮，适合现代忙碌的生活。

读者如果很清楚自己的寒热体质，可以到中药房抓药来试试看，很多民间的疗法就是这样发展出来的。如果服用后，效果显著的话，差不多就是适合自己体质的方子，以后若再发作，应以该方子为主。比较保险的方法，其实是找一位细心可靠、经验丰富的中医师，请他仔细诊断，开出一个最适合自己体质的方子。

能找到适合自己的体质药方，其实很幸运，也很重要，因为一个人的体质不会有急剧的变化，能抓到一个基本方，稍微修改，通常就可以处理自己大部分的问题。有一个好的中医师当家庭医师，其实蛮不错的，如果再加上自然医学的专业训练，那就更完美了。

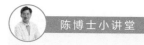

陈博士小讲堂

中药汤怎么熬最正确?

所谓一帖中药,就是一天的剂量,有人会分两次,有人会分三次,总之就是要在一天内把上面的药材服用完毕。在熬中药汤前,要注意:

1. 如果有石膏、党参等矿物类或是块根类的药材,或是像附子要加强熬煮以去毒性的药材,要先放,也就是一开始就先放下去熬煮。

2. 如果该帖药中有些芳香类药材的话,像是辛夷、薄荷等,需要后放,也就是等汤快好的时候再放入,以免挥发性成分逸散殆尽。

民间流传的"三碗水熬煮到两碗水",这种方法相当不科学,因为很多挥发性药材的成分早就跑到空气中浪费掉了。正确的熬煮中药汤的做法如下:

1. 将药材先用清水冲洗,去除灰尘杂质。清洗后,加水盖过药材1~2厘米后,以大火煮开,药汤煮沸后,再用大火煮个2~3分钟(目的为杀菌),接着转小火熬20~30分钟,取出药汤倒在碗里,这是第一批药汤。

2. 再将白开水倒入药材中,煮沸后再以小火熬20分钟即可,这是第二批药汤。

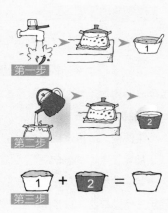

3. 第一批药汤中矿物类或块根类的成分较多，第二批药汤中花草类的挥发性成分较多。将第一批药汤加上第二批的药汤倒在一起混合后，便是一天内要喝完的汤药。

可以分成两次或三次服用。没有服用完的，则先放在冰箱里冷藏。

要特别提醒读者，如果中药汤凉了，千万不可以放到微波炉中加热，因为微波会改变药性。如果要加热，可用玻璃、陶瓷容器重新煮开或是隔水加热。另外，熬煮药材的容器不可使用铝锅，也尽量避免使用铁器甚至不锈钢，应以陶瓷或玻璃为最佳。在熬中药汤的时候，一定要加盖，尽量使有效成分保留在汤汁里，敏感的人闻到汤汁的香味，过敏症状就已经开始舒缓了，这就是有效物质逸散到空气中的缘故。

 陈博士小讲堂

中医如何看待过敏？

过敏就是中医所说的"三虚症"，在这里提供几个三虚症的自疗法供读者参考，相信对读者会很有帮助。

1. 肺虚自疗法

中医说，肺主皮毛。所有的过敏，不管是呼吸道还是皮肤过敏，都属于中医的肺的管辖范围。临床上，肺虚寒的过敏患者居大多数，这种患者，不管是皮肤过敏、鼻子过敏、气喘，都可以使用三伏贴疗法。传统的"三伏贴"是要在一年最热的"三伏天"，每隔十天，连续三次，在肺俞、膏肓、风门、大杼这些穴位贴上姜泥、甘遂这类大辛大热、逐痰祛寒的中药粉泥，最好让局部起水泡，才能发挥提振阳气的最大效果。

但是，我常常教我的患者去买高品质的辣椒膏，贴上面那些穴位，或加膻中、天突、肾俞就有不错的自疗效果。也不必限制只有在三伏天才能贴，基本上是"有是症，用是药"，也就是说，不管春夏秋冬，只要上背发寒、咽喉痒，就可以贴。但要记得，辣椒膏要晚上洗完热水澡之后才贴，洗完澡之后毛孔大开，药效很快渗透，隔天中午就可以撕下来，以免过度刺激。要注意，第一次贴会很辣，但第二次贴就习惯了。刚撕下来时，贴过药膏的地方洗热水澡会很烫，要小心。

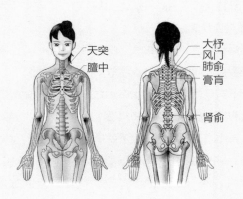

2. 脾虚自疗法

中医说的脾气虚、中焦湿滞、运化失调，其实是同一件事，在自然医学中，就是胃酸不足、消化不良、小肠菌群失衡、慢性食物过敏、肠道蠕动失调这些问题，其实都是相通的，而且症状彼此相关。不管它们是如何形成、如何转换的，其实治疗方法不外乎补充肠道益生菌、补充水溶性纤维、补充水分、补充胃酸、补充消化酵素。

在所有的肠道益生菌中，我们可以有两种组合方式。第一，是挑选多种菌种，低剂量补充，长期服用可调理肠道菌群。第二，挑选两三种专攻过敏的肠道益生菌，以每次三百亿只的高剂量，集中火力，达到快速消除过敏症状的效果。补充肠道益生菌的同时，如果也能适时补充肠道益生菌的食物（称为Prebiotics），肠道益生菌就可快速茁壮成长，这些食物包括许多优质代糖，例如果寡糖、异麦芽寡糖、赤藻糖醇、麦芽糖醇之类。有些富含水溶性纤维的水果例如柳橙，也有养育肠道益生菌的效果，纤维又可刺激肠胃蠕动、吸附毒素，可谓一举多得。

3. 肾虚自疗法

因为运动缺乏、压力过大、睡眠不足，导致肾虚是现代人的通病。半数以上年轻人的瞳孔缩放测试、中医把脉、姿势型血压测试，都证实其处于肾虚的状态。尤其有过敏体质的患者，三分之二以上有肾虚现象。肾虚如果怕冷就是肾阳虚，如果怕热就是肾阴虚。肾阳虚最简单的自疗法就是自制粉姜茶。这是我研发出来的配方，"粉"是粉光参，也就是美国花旗参，可以补充肾上腺素的原料；"姜"是生姜，可以温中散寒，促进血液循环，加强"参"的效果，配方虽然简单，但效果显著，连"梅尼埃病"患者喝几次以后头都不晕了。不过，制法非常讲究，做错就没效果。首先将姜泥放入沸水中，水再煮沸时拌入姜泥二分之一量的参粉，熄火闷盖半小时，分多次在早上喝完。除了粉姜茶之外，肾阳虚可用科学中药右归丸、金匮肾气丸，肾阴虚用左归丸、知柏地黄丸、杞菊地黄丸，气血两虚用十全大补汤，另外灵芝与樟芝也有调补的效果。

4. 陈医师私房中医疗法

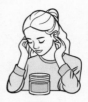

揉耳垂

首先，是"揉耳垂"，不要小看这个简单的动作。感冒前，鼻子开始打喷嚏、流鼻涕，耳垂会先发冷、变凉，此时只要用双手把耳垂揉热，鼻涕就停了，感冒也就停止了。鼻子过敏的人也适用此法，很有效。因为耳垂的位置在耳穴上对应的是脑垂体与下丘脑，温热它，就可以活化免疫力。其次，鼻子过敏的人，也可以用食指擦"迎香穴"。身体虚弱时，头顶会发冷、发酸，只要用指头敲"百会穴"，就会有进补的效果，附近的"四神聪"最好也顺便敲一敲。"曲池穴"虽然是治疗过敏第一要穴，但太深按不到，只好改抓"手三里穴"，效果很好，也很舒服。调节免疫力的第一要穴，非足三里穴莫属，握起拳头，像铁锤一样用力捶"足三里穴"，保证又酸又舒服，既补虚又抗敏。最后，也是最根本的免疫调节法就是身心运动了，每天早上起床打太极拳、八段锦、易筋经，只要15分钟就有喝一碗人参汤的效果。

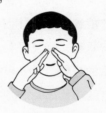

擦迎香穴

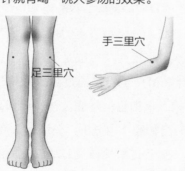

手三里穴

足三里穴

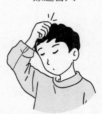

敲百会穴

第三节　重度过敏自救法

　　方法：使用针灸疗法，搭配前述疗法，可以让气喘或鼻子过敏恢复正常，效果明显。

　　我在美国的诊所里，常常只要用一根针，就能让气喘患者在30分钟内恢复平静甚至好好睡上一觉。因此如果你在试过前两节中介绍的方法后，缓解过敏的效果还不明显，那么建议你使用针灸疗法来加强疗效。我会教导有医护背景的气喘患者试着自己针灸，让自己的急性气喘发作恢复正常。定期针灸，也可以改善过敏体质，加速根治过敏。

　　中医学认为针灸有打通经脉的效果，使药物更能透过气血运行，到达致病之所在，发挥它的治病作用。换成科学的说法就是：针灸能快速调整体内的神经、血液、免疫、内分泌系统，让各大系统重整，恢复平衡。因此单独使用针灸，就可以达到快速舒缓过敏的疗效，如果和中药或营养品合用，更会有"加乘效果"，让两者的功效都大幅提升。

　　为什么针灸可以快速调整我们的神经、内分泌和免疫系统呢？过敏虽然是局部的发炎、肿胀、分泌物过多的现象，但与神经系统关系非常密切，本书第5章将说明"过敏是局部自主神经系统紊乱所导致的结果"，而针灸治疗是直接通过金属针或热灸的方式，来刺激局部的神经末梢，末梢将信号通过神经传回大脑，进而唤醒大脑下达命令到达全身神经、内分泌、免疫、血液等系统，进行大规模调整。因此，气喘、过敏性鼻炎、结膜炎所产生的恼人症状，便可在针灸后一个小时内得到缓解。（若症状真的太严重，可能要搭配使用中药汤剂或是自然医学药物制剂。）

针灸后，我们的身体会出现立即与延迟两种反应。立即反应是通过神经系统来舒缓症状，例如气喘患者会呼吸顺畅（平滑肌不再痉挛）、痰液减少（黏液分泌减少），过敏性鼻炎患者的鼻子通畅、鼻涕减少，结膜炎的痒感减轻、流泪减少。而延迟反应则是通过大脑调节中枢，针对全身各大系统的病灶下达调节或修补的命令，这些命令通常会维持三天之久。因此针灸的一般疗程为每周 2 ~ 3 次，持续数周左右（视症状严重程度而定）。

虽然环境或食物的过敏原并没有去除，但因为针灸与中药或是营养品的搭配使用，大大提高了全身总负担的耐受度，所以过敏的症状得以缓解。这是中医和营养疗法所能发挥的治疗过敏作用的最大极限，但若加上我一直提倡的正确饮食、天然环境、规律作息、压力释放、身心运动，那么就可以真正彻底改善体质。如此一来，身体的运作将提升到更高层次。

 陈博士小讲堂

针灸治疗，技术好坏是关键

要让气喘患者平静下来，针灸的技术很关键，以下是我的临床经验分享：

首先，扎针时不可以让患者感觉到痛，也就是不能扎到血管或神经，患者应该没有感觉，或是感觉到一点酸酸的，很舒服才对，留针至少 40 分钟。如果患者感觉到痛，会让身体出现防御机制，效果就不好。因为我们的神经系统包含了促进性和抑制性的神经网络，如果扎针让身体出现了痛觉，抑制性的神经网络便会启动，抑制针灸信号的传递，到时就会事倍功半，有时怎么治疗都不会有好效果。反之，如果针灸时，并没有让身体出现痛觉，而是有一点点酸、舒服的感觉，最好再搭配暖暖的远红外线照射，此时，促进性的神经系统便会被激活，因此就算只有一点点效果，我们的身体也会自然将它加乘加倍，总效果就会很明显。

　　其次，穴道要扎得深、扎到位。我的经验是，每条经络都有表层和里层。例如，足三里穴这个穴位，下针 0.2 寸就有初步的效果，但是下到两寸时，又遇到深层穴位，效果会更明显。针灸书上虽然说只需要扎一寸半，但我发现实际上只有扎到两寸，才能发挥最大效果。这时候要帮患者盖上被子，照远红外线，帮助其身体暖和，激发副交感神经。一旦副交感神经被激发起来，他们就会很放松，变得很想睡觉，此时气喘在不知不觉中已悄然退去。扎对穴位，拿捏得当，周围条件配合得宜，人体的交感与副交感神经就会恢复平衡，这时过敏的症状就可以缓解下来了，几周下来，定期治疗，就会把体质调理好，既治标又治本。

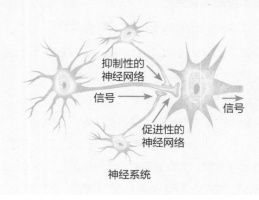

神经系统

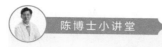

陈博士小讲堂

为什么有气喘的人晚上睡不好？

有气喘的人，为什么会睡不好呢？这是因为三更半夜是人体肾上腺皮质醇分泌量最低的时候，所以气喘发作最为严重（肾上腺皮质醇就是类固醇，只不过这是人体自行分泌的激素，不是经由药物而来的）。等到天快亮的时候，肾上腺皮质醇又会大量分泌，气喘就会奇迹般地自动平息。

有气喘病史的人都知道，气喘经常在午夜发作。那时，眼睛、大脑都很疲倦，想睡觉了，但是支气管痉挛（因为肾上腺皮质醇分泌太少了），无法顺利呼吸，所以无法睡觉，一直到天快亮时，才可以比较舒缓而慢慢睡着（因为肾上腺皮质醇大量分泌）。所以气喘患者晚上会睡不好，就是受到日夜激素的影响。肾上腺皮质醇是白天分泌的"日间激素"，因此在晚上缺乏这种激素，导致人体的过敏容易发作。

第四节　过敏急症：全身性休克自救法

方法：随身携带肾上腺素注射器，在紧急时赶快往大腿上扎一针。

有人说"过敏不会要人命"，其实是错误的观念。要知道，任何过敏都可能引起急性的全身性休克，导致全身或是局部肿大、呼吸困难，最终休克死亡。虽然这些人占所有过敏人口中的极少数，但这些人会因为吃到海鲜、鸡蛋、芒果、含青霉素的药物，或是闻到香水、化学溶剂、花粉，接触到橡胶手套、野草或是遭昆虫叮咬后，引发全身性休克。

目前这类人越来越多了，虽然中国台湾的医院分布较美国密集，所以临时紧急送医也可能来得及，但是我还是建议中重度的过敏患者，最好能在家中或随身携带肾上腺素注射器，并经由医护人员指导，在紧急状况下知道如何自我注射以预防休克死亡。特别是那些住在交通较不方便的偏远地区或是出外旅游的人，更要携带肾上腺素注射器。如果是在大城市里，由于大医院林立，比较容易在短时间内（10～15分钟）送达急诊室急救。

另外，过敏紧急发作时，针灸和同类疗法一样可以达到立即处理的效果，只不过要在紧急状况下，找到针灸技术高明或是能正确辨证、制造正确同类疗法制剂的医师，实在太难了。

 陈博士小讲堂

为什么过敏会导致休克？

常看新闻的人会发现，现在有越来越多的人对某些特定食物（例如花生、鸡蛋、牛奶等）有相当强烈的过敏反应，有时甚至会休克死亡。这种过敏性休克是身体快速产生一连串连锁反应所引起的，是所有过敏症状里头最严重、最剧烈、最致命的一种反应。

由于现代人体内的毒素越来越多，西药越吃越多，免疫系统越来越不稳定，所以很容易造成过敏性休克。在美国，家庭医师通常都会提醒过敏患者，要随身携带一根含有肾上腺素的注射针，如遇到过敏性休克发作，就往大腿上扎一针，来拯救自己的性命。

我要特别提醒读者，如果你吃到某种食物会出现严重的过敏反应，例如整张脸肿起来，肿到甚至看不出你的原本样貌，就要非常小心。因为这样的过敏反应可能会一次比一次严重，最后有可能会引发过敏性休克。

上述依照轻中重度的过敏自救法，主要针对呼吸道的过敏症状，虽然对其他如皮肤过敏等疾病也有功效，不过疗法上有所差异。表3-2是针对不同的过敏性疾病，依照轻中重程度的不同，所做成的缓解疗法整理表，提供给读者参考。

表3-2 过敏性疾病缓解法一览表

	轻度	中度	重度
过敏性鼻炎	急性发作时，每隔5分钟，各口嚼一颗C黄酮，直到症状缓解。用野生玫瑰花瓣萃取物500毫克也有效果。专攻过敏的三种强效益生菌对有些人的治疗效果也很快。 慢性保养：每天3~6颗C黄酮加槲皮素口嚼或吞服。	除了轻度疗法，再服用中药： 热性体质——苍耳子散 寒性体质——辛夷散	除了中轻度疗法，再加针灸： 迎香穴、合谷穴、曲池穴、足三里穴、风池穴、太阳穴、印堂穴、阿是穴、耳针穴、百会穴

	轻度	中度	重度
过敏性哮喘	同上	再服用中药： 寒性体质——小青龙汤 热性体质——麻杏石甘汤、定喘汤	再加针灸： 足三里穴、三阴穴，穴位埋针；温灸或是远红外线照射。 吸入：谷胱甘肽剂
过敏性皮炎、荨麻疹、湿疹	同上，可吞服。 外敷：草本冰敷药膏	再加中药： 内服：消风散、桂枝汤、四物汤 外洗： 1. 银花、连翘 2. 三黄洗剂（大黄、黄檗、黄芩）	再加针灸： 足三里穴、三阴穴、曲地穴、血海穴、太冲穴 吸入：谷胱甘肽剂
食物过敏	同上，可吞服。 医疗断食2天 （水必须洁净）	医疗断食3天 （水必须洁净）	再加针灸： 足三里穴、丰隆穴、百会穴 谷氨酰胺4.5~9克/天 医疗断食3天以上 （水必须洁净）

第五节　对付过敏的万灵丹：清水断食法

方法： 断食期间只喝水，不从事浪费体力、脑力的工作。（牵涉医疗专业，因此不建议自行进行，最好到医师24小时驻守的断食中心进行。）

其实，对付过敏还有一个最厉害的超级法宝，不需要吃中药、针灸，也不用吃营养品，只要你愿意配合的话，几天之内，过敏症状就一定会得到改善，那就是清水断食（Water Fasting）。

所谓的清水断食，就是不吃所有的食物，只喝水。因为慢性食物过敏正是所有过敏性疾病的大本营，因此当过敏发作时，如果停止进食，那么胃肠道就会净空。肠道里没有食物，慢性食物过敏的乱象就会慢慢消退。肚子里清爽了，体表的过敏症状也会跟着消退，于是过敏就奇迹般地康复了。

另外，我们在停止进食之后，大脑意识到没有食物进来，人体不能没有热量来源，因此为了"求生"和"节约能源"，大脑就会命令身体将许多浪费能量、不必要的活动停止。"发炎"就是非常浪费能源、浪费体力的活动，所以一旦断食，大脑会命令正在发炎或过敏部位的白细胞，通通回家待命，不要再闹了！白细胞的家就是淋巴、血液、脾脏，白细胞突然间全部回家，不再发炎，于是发炎和过敏的反应也就跟着被停掉了，鼻子、皮肤等的过敏反应也就跟着全部消失了。

这很像一个到处在示威游行的国家，突然间敌人攻打过来，国家颁布紧急戒严令，所有的示威群众被征召回去当军人或护士，以准备捍卫国家安全。如此一来，街道上的示威暴动就平静下来，国家变得很有秩序。

依我在临床上的经验，只要断食两天，严重的花粉热、气喘发作、鼻子过敏等毛病，甚至被蜜蜂叮咬而引起的急性过敏，就都有立竿见影的效果。几乎可以这么说，清水断食是我亲身经历、验证过的，效果最神奇、威力最强大的自然疗法。

十年前，我住西雅图，有一次花粉热，就是借由断食两天之后，完全恢复正常的。尽管后院花粉到处飞扬，但我的鼻子和眼睛丝毫不受影响，比正常人还正常。因为断食彻底清除肠胃的负担，大大提高了对花粉的容忍度。后来，尽管过敏几乎很少再来找我麻烦，但因为工作的调整，近来日常生活难免还是会接触到许多毒素，所以我的身体通常每隔半年就会自觉性地想要断食，至今断食过八次，一次比一次有心得。

清水断食，不仅对慢性过敏的人有用，如果因为接触、吸入或是吃到会引起急性过敏反应的过敏原，断食也是相当有效的。我的大妹就是最好的例子。

大妹有一次被蜜蜂叮到，全身起疹子、发痒、红肿，一直都消不下去。到营养品专卖店买了维生素 C 和天然黄酮来吃，却没什么起色，最后只好求诊于西医。经过吃药、打针后，她的过敏症状虽然暂时被压下去了，但没多久又复发，令她非常难受。最后西医告诉她，因为过敏不好医治，因此建议她采用免疫抑制剂，连续治疗五年，但不保证治得好，而且治疗期间如果被蜜蜂再叮到，可能会一命呜呼。听到西医这样说，大妹慌了，赶紧打电话向我求救。因为她在硅谷，我们无法面对面看诊，所以没办法开立正确的天然药物处方。权衡之下，我建议她进行清水断食，虽然不必吃药，但必须在家休息，不准上班。断食三天后，大妹难缠的蜂毒过敏已奇迹般地消退，就像我之前在西雅图的花粉热一样，消退得非常迅速而且彻底，比任何药物效果都好。

断食没有一定的期限

断食该断多久，很难有统一的标准，因为这要视每个人的身体状况而定。通常不严重的过敏，清水断食两天左右，就可以见到效果，但如果是严重的自体免疫性疾病，有时候甚至要断食一个星期以上。在此要特别说明一下，这种断食法又叫做"医疗断食"，虽然效果神奇，但进行医疗断食，就好像去打仗一样，如果没有受过专业训练，贸然进行的话，可能会有生命危险，因此提醒读者千万不要自己轻易尝试超过三天的清水断食。最好是到经验丰富的断食中心，有专业医师24小时在侧，万一发生紧急状况，医师知道如何处理。很多医疗断食的参与者都是重病患者，所以身旁24小时都必须要有医师，每天测心跳、血压、尿液，每周抽血检查血象、生化指数等，除此之外，医师还要进行问诊与体检，掌握每位参与者的健康状态。而且遇到紧急状况，医师可以利用打点滴的方式，中断断食。

在医疗断食中，三天的断食是时间最短的，一般正式的医疗断食通常都很久，但到底要维持多久，则要看患者的身体信号而定，医师通常会等到症状完全消除后，患者的身体已经复原，才会准备复食。

美国北加州有一家很好的断食中心，平均断食天数是21天。不过，我去见习时发现，从世界各地飞去断食的人，大多是重病之人，所以需要断食那么久也就不足为奇了。如果是小毛病、轻症的话，断食的时间就短得多了。进行医疗断食后，不论是特应性皮炎、荨麻疹、牛皮癣、气喘、花粉热、鼻子过敏、类风湿关节炎、糖尿病、高血压、胃溃疡、子宫肌瘤、肠躁症还是感染寄生虫等，只要病因和饮食有关，断食疗法的效果就很好。

只可惜，目前中国台湾几乎没有人会做医疗断食，现在在中国台湾、日本或美国最流行的断食营都是进行蔬果断食。从自然医学的角度来看，蔬果断食不能算断食，因为还是会摄取热量，所以身体无法启动"酮代谢"，顶多只能算是"节食"。因此，蔬果断食的效果无法与医疗断食相提并论。另外，蔬果断食还会有保留饥饿感、可能产生水肿、无法燃烧脂肪而转向燃烧蛋白质、身体的痊愈速度太慢、长期蔬果断食远比医疗断食更容易造成死亡等问题，所以不推荐。

断食期间的身心变化

所谓的清水断食，就是身体不要吃任何东西，只喝水，让胃肠道可以休息。断食的时候，身心方面会有许多变化，在此说明如下。

1. 身体危机反应：冒冷汗、心悸等

在断食的第一天（约 24 小时内），身体有可能会出现一些危机反应，例如非常饥饿，或是轻微心悸、冒冷汗、手脚冰冷等现象，但是只要休息、喝点水、睡个觉，这些不舒服的症状很快就会消失不见了。

依我的经验来看，像手脚冰冷这样的反应，断食者自己常常会感受不到，需要由旁人来感觉，或是由体温计测量才能得知。断食的人自己不但不感觉冷，反而会觉得手脚酥麻温暖，这是很奇妙的现象。另外，在这 24 小时内，身体多处穴位还会不自主地跳动，我把这种现象解释为：身体组织正通过血管排出毒物和废物。通常这种有生命力的反应，在比较敏感的人身上容易出现，而最常出现的时间点，是身体状况由弱转强的时候。

2. 身体排毒反应：发臭

另外，在这个阶段，我们的身体会"发臭"，因为身体的一些毒素经由脂肪燃烧，开始被排出来了。断食最初两三天，是排毒的巅峰期，所以身体会最臭。但这种臭味，基本上自己闻不到，你可以请家人帮你闻闻看，有时会有点像死老鼠的味道。我的临床经验是：当体内毒素越多时，所排出的恶臭也就会越明显。这

个现象非常奇特，一个人平时好好的，没有体味或口臭，但是通过清水断食，会发出很奇特的怪味，通常这些味道是非常不好闻的。我常在美国闻过一些断食者的味道，他们身上的臭味，站在两米以外都让人受不了。但很奇怪，等到患者体内毒素排得差不多的时候，恶臭便会慢慢淡去，甚至会转为体香。

身体要达到散发体香的时间因人而异，也因体内毒素总量而定。有人可能2~3天，有人2~3个星期，有人甚至要更久。如果平常大鱼大肉、食品添加剂、味精、坏食物吃太多，就很难达到散发体香的状态。

3. 身体本能反应：喝水

清水断食的时候，除了水以外，其他东西都不能吃，也不能喝。通常第二天之后，就不会想吃东西，但是身体的本能会很想喝水，好像想把毒素加速冲刷出来似的。所以，不用特别限定喝多少水，但不用一次喝太多，就是慢慢地喝、随兴地喝。不过要注意的是，一定要喝洁净的水，不要喝受到污染的水，否则排毒效果不佳。写稿的此时，我在美国加州发现一个阳光明媚、气候宜人的原始丘陵，地下泉水源源不绝，来自几百英里①之外的雪山山脉，据化验堪称全世界品质最好的矿泉水之一，印第安人把这里的水称为"疗愈水"，我想，未来这个地方如果能开设断食中心，是最理想不过的了！

4. 精神层面反应：思绪清明

从断食的第二天开始，身体不会再有饥饿感，而且你会感觉到思绪越来越清晰、灵敏，整个人会从追求物质的层次逐渐提升到精神的层次。

---

① 1英里=1609.344米。

断食后的复食关键

断食之后，何时该吃东西，身体会有信号告诉你。如果是医疗断食，或者属于长期断食的话，医师会每天监测你的生命迹象，如心跳、血压等，而身体需要吃东西时，医师会看得出来，并告诉你如何进食。通常，一开始都是吃些比较清淡、流质的食物，然后慢慢恢复到一般的饮食。

我们要知道，经过断食之后，身体的感官非常敏锐。此时，你最想吃的东西通常是对身体最好、最有机的食物。我第一次断食的体验是，打开冰箱后，就只想吃水果，但很多水果闻起来味道都不对，最后挑选的是一颗熟透多汁、又香又甜的有机水蜜桃。断食几次之后发现，复食时的感官非常敏锐，会清楚地分辨什么是健康的食物、什么是不健康的食物。很多人原本喜欢吃比萨、冰激凌、烤肉等，但断食之后，却开始反感这些食物的味道，因为这些食物对身体不好。

复食时，最好先从有机的多汁水果开始，甚至应该喝滤掉纤维的果汁，因为突然摄入太多纤维素会加重胃肠道的负担。另一个最好的选择就是粥汤。我们可以拿个大陶锅，放两汤匙的糙米、几根青葱，整锅加满水，大火煮沸之后，换小火煮两个小时就可以了，这时候锅里是浓浓的半透明粥汤，米粒不要吃，只喝汤就好。这种食物非常适合断食之后的复食。断食时，本来身体无力、发冷，但喝了粥汤之后，身体马上恢复元气，而且开始温暖起来，效果比打点滴还好。

吃过几餐粥汤或果汁后，可以开始吃点豆腐、根茎类蔬果，接下来慢慢吃点叶片，几餐之后，最后才是肉类和油脂。我们在复食后，最好可以尽量维持清淡、正确的饮食，如果又开始大鱼大肉了起来，甚至坏零食通通来者不拒，那么很快就会前功尽弃，身体机能又会开始出问题。

断食疗法的误区

1. 断食期间活动照旧？

很多未经专业训练的断食营犯了严重的错误，例如要求学员在断食时做运动，但这其实是万万不可的。轻者会造成身体不适，产生危机反应，严重的话甚至导致休克。正确的断食营里，应该是一群人坐着或躺在长椅上，盖着薄被，或者在微风徐徐的温暖花园里做日光浴，绝对不可以做体操、爬山、健走等运动。

在此特别强调，进行清水断食期间，千万不能从事耗费脑力或体力的工作，所以进行断食疗法时，一定要请假在家休息（或是住进断食中心里）。如果初学者想要在家试试，可以先从为期两天的"周末断食"开始。配合上班的作息，星期五中午吃饱一点，下午回家之后就不再进食。一直到星期天晚上或星期一早上，才慢慢恢复进食。

断食的时候，我们身体会很想要"节约能源"，所以如果在断食时，我们仍进行爬山、走路、用脑这些耗费热量的活动，那么身体就会进入两难的抉择：到底该节能，还是蜡烛两头烧？身体该怎么办？于是身体会启动紧急系统，分泌肾上腺素，随后会出现心跳加速、心悸、发抖、畏寒、胃痛、头晕眼花、冒冷汗等一系列症状。所以，我特别强调，断食期间千万不可运动。不过坊间很多断食营会要求学员运动，然后把诱发的危机反应解读成身体的好转反应，这是相当错误的观念，需要更正，请特别注意。

另外，或许会有人认为，断食不要浪费体力，是可以理解的，但是为什么也不要耗费脑力呢？只是动脑又有什么关系吗？当然有！因为科学早已证实，脑力所耗费的能量，其实是比体力还要多的。我在很多年前就发现，用功读书比运动还容易肚子饿，周末节假日放空，一整天下来都不会饿。所以不要以为上班没有耗费体力，断食必须请假在家，不可从事脑力活动。

2. 断食会导致生命危险？

很多西医对断食的认识仅止于不良断食所诱发的"危机反应"，所以认为断食会对身体造成许多伤害，甚至警告会导致器官衰竭、休克死亡等。清水断食，真有这么危险吗？其实不需要多加辩解，从人类历史上看，就可以发现很多名人有长期断食的体验，他们不都是熬过来的吗？人体所积存的养分，其实是够我们撑过断食疗程的。根据美国断食论文的统计，20世纪以来，一直到1985年之前，共有数百人参与过医疗断食，但其中死亡的只有七位，而这七位中，有五位在断食时服用西药（断食时服用西药或维生素都很不妥当），另外两位对整个断食过程交代不清。试想，通常会参与医疗断食的人，都是一些重病患者，例如严重的癌症、高血压、心脏病、糖尿病等患者，这些患者本来死亡率就高，但参与断食时，反而绝大部分没有死亡，可见断食本身的危险性并不高。

虽然断食很安全，但是若有下列情形的人，例如严重贫血患者、正在怀孕或哺乳的人、紫癜患者、严重营养不良的人等，还有年纪过轻的幼儿，都不适合从事断食。

扫码回复"自救"
更多了解"抗敏三宝"

第 4 章

什么是过敏?

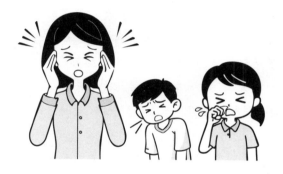

- 免疫系统的运作模式
- 身体的发炎反应
- 你的身体负荷过重了

过敏到底是怎么回事呢？同样一种食物，为什么有些人会过敏，有些人却不会？同样的遗传基因，为什么爷爷、奶奶不过敏，小孙子、小孙女却会过敏？身体为何会对无害的外来物过敏？又为何有些人会演变成自体免疫性疾病？到底身体哪里出错了？身体这么敏感是好是坏？我们的细胞又是如何产生过敏反应的呢？我们又要如何缓解，让细胞正常运作，不要过度反应？想要知道这些，就得先了解过敏到底是怎么形成的！

　　过敏其实不算大病，而是免疫系统太敏感了！这些生活周遭常见的灰尘、昆虫、猫狗毛屑、花粉等"外来物"，对人体来说应该是无害的，不应该诱发身体的发炎反应才对。但是，对某些人而言，这些外来物会被当成入侵身体的外敌，因而启动免疫系统的白细胞产生抗体，进而分泌细胞激素，于是肥大细胞释放组胺与其他发炎物质，巨噬细胞启动补体反应等，这些细胞都是摧毁力很强的武器，目的是把这些外来物驱逐出境，或是赶尽杀绝。但是，这些反应会导致我们的身体出现发痒、充血、肿痛、分泌黏液、支气管收缩、呼吸困难等一连串令人很不舒服的症状，也就是"过敏"！

发炎并不一定是坏事，而是动物与生俱来的生理机制，目的是对付真正的入侵物（例如病毒、细菌、寄生虫），或是被铁钉刺伤、皮肉擦伤。发炎可以驱逐外来物、修补组织，如图4-1所示。**但是，健康的发炎必须速战速决，例如被蚊虫叮咬，应该在一两天内消肿、修复**。如果被蚊子叮到，一个星期后还在红肿，这就不妙了，表示身体的发炎拖泥带水，没有效率。有些人一旦被蚊虫叮咬或是接触植物，甚至引起荨麻疹或特应性皮炎等急性发炎，进而变成难缠的慢性发炎，就是所谓的"过敏"。

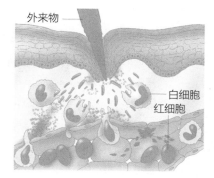

图4-1　身体发炎示意图

过敏体质除了受基因影响外，也会因为长期接触过敏原，或是因压力、失眠导致身体免疫系统紊乱，将无害的尘螨、花粉、毛发，甚至鸡蛋、牛奶、小麦等食物，错认为是有害的敌人，诱发麻烦的过敏反应，使自己遭受不必要的困扰与痛苦。

接下来我将详细说明体内免疫细胞的运作模式，帮助你了解过敏形成的真实面貌。

陈博士小讲堂

身体免疫大军如何分辨敌人入侵？

如果我们仔细分析所有细菌、病毒的成分会发现，这些生物的表面都是由蛋白质的分子所组成的，只不过是氨基酸的排列顺序不同罢了。而我们身体的免疫系统便是靠辨识这些"蛋白质"，来分辨它们是自己的，还是外来的；是敌人，还是自己人。

有一些无害的尘螨、奶蛋表面上的蛋白质，会被有些人的免疫系统误认为是有害物质，因而产生抗体，下次再遇到时，就会诱发过敏反应。所以，会诱发过敏反应的东西，不管是粉尘、昆虫、食物，通常都含蛋白质的成分。非蛋白质的成分，其实不容易诱发过敏。这也就说明了，为什么叶菜根茎类食物不容易引起过敏，而鱼肉豆蛋奶类食物容易引起过敏。

第一节　免疫系统的运作模式

想要看清楚过敏形成的面貌，我们首先就得了解身体的免疫系统大军如何运作、如何打击外来入侵者。我们都知道，有些传染病，例如麻疹、水痘等，只要得过一次，就不会再度感染，这是因为这些传染病靠病毒传播。在麻疹病毒、水痘病毒进入身体后，人体的免疫细胞（T淋巴细胞、B淋巴细胞）便会对病毒上的一些蛋白质分子（也就是抗原）产生记忆，进而制造出"抗体"。当这些病毒再次入侵人体时，血液中的T淋巴细胞、B淋巴细胞就会马上辨识出来，并且借用抗体与抗原结合，引发一连串的生理反应，来摧毁病毒。至于身体有哪些免疫细胞，稍后会再详细地说明。

所以，当同样的病毒入侵时，只有第一次我们身体才会发病，如果身体培养出抗体，以后同样的病毒再度入侵，抗体就会马上辨识出来，早在病毒发动攻击之前，就被身体的免疫大军所摧毁，这就是"免疫"的原理。所以，很多靠病毒传染的小儿疾病，只要得过一次，终身就不会再得（除非病毒发生突变，或是疫苗注射的关系，这些稍后会再详述）。

其实，从字面上来看，也可以明白，所谓的免疫系统，就是使人"免"于"疫"情，也就是说免疫系统的功用，在于使人体产生"免疫力"，或是俗称的"抵抗力"。只有在病毒发生突变，也就是表面蛋白质分子结构有变化时，人体免疫系统认不出它来，所以没有抗体可以对抗它，必须重新制造抗体。这时，身体为了抵抗病毒就会发动攻击，人就会生病。感冒就是最好的例子。流感病毒很容易突变，今年得了流感，明年还是会得，就是因为流感病毒已经和去年不一样了，身体辨识不出来，没有抗体对抗它，所以会感冒。

 陈博士小讲堂

为什么流感疫苗的保护作用不佳？

为什么我会说流感疫苗的保护作用不佳呢？因为疫苗是根据前一年的流感病毒所制成的，而这些病毒在当前可能都已经突变了，所以保护作用就没有办法完全发挥出来。甚至流感疫苗常常用错毒株，微生物免疫学博士刘培柏在报刊发表文章指出，台湾在2001年施打的疫苗是乙型流感病毒"类上海株"，但是该年流行的是乙型流感病毒"马来西亚株"。而且自1997年以来，台湾流行的乙型流感病毒，只有47%和世界卫生组织（WHO）建议的疫苗抗原相对应。总之，我认为打流感疫苗是"心安"的意义居多，预防流感最好的方法还是提升免疫力，不能只靠打疫苗。不过免疫力的提升，无法靠西药，而是要靠我常说的"正确饮食、减少毒素、正常作息、压力纾解、适度运动"，以及一些增强免疫力的天然草药与营养品，例如高品质的美洲紫椎花、巴西绿蜂胶、维生素 C 加天然黄酮等。

 陈博士小讲堂

婴幼儿的疫苗该不该打？

很多人问我婴幼儿的三联、五联疫苗到底该不该注射，其实这是一个很敏感的问题。我的见解和美国最先进的医疗专家相同，但可能和目前中国台湾的惯例不尽相符。以下提醒三个重点：

第一，常见的婴幼儿病毒感染，例如水痘、麻疹、腮腺炎、百日咳等，这些病毒其实不容易突变，也就是说，小时候得过一次之后，免疫力会持续一辈子。但是如果注射疫苗，免疫力通常只能持续十多年，这是因为疫苗是利用死病毒或灭活病毒所制成的，并不是真正"完整"的活病毒，无法激发真正完全的免疫力，因此通常每隔十余年，要再追打一次疫苗，否则会有麻烦。什么麻烦呢？一个男孩小时候打过腮腺炎疫苗，小时候的确不会得腮腺炎，但到了青春期，疫苗已经失去效用，这时，万一得了腮腺炎，反而会伤害睾丸，造成终身不孕。同样情况，德国麻疹疫苗的免疫力消退后，妇女怀孕时万一感染德国麻疹，会造成胎儿畸形。所以，小男孩、小女孩得了腮腺炎、德国麻疹没事，打了疫苗，长大后遇到这两种病毒，反而会有麻烦。我的结论是，要么不打，让小孩自然免疫，要么就要每隔十余年追打一次疫苗，不可以打了一次就以为终身有效。

第二，如果真要打疫苗，越晚打越好，一次打越少种类越好。婴幼儿的免疫系统在三岁以前尚未发育完全，就像肌肉系统尚未发育完全一样。我们不会让婴儿在一岁就举哑铃、练举重，但我们会在这么小的婴儿身上猛打疫苗。我个人认为，婴儿的免疫系统会因此受伤、错乱，就像婴儿练举重，肌肉会拉伤一样。三联、五联、六联，越多疫苗混合在一起，免疫系统越会错乱。美国神经科学学会的大会上，威廉·托切医师指出，大部分的婴儿猝死症和三联疫苗（白喉、破伤风、百日咳）密切相关。现代人过敏和自体免疫性疾病那么多，是不是和小时候打很多疫苗有关，导致免疫系统混乱？值得怀疑。

第三，到今天为止，大部分疫苗都还是用"乙基汞"当防腐剂。汞是有毒的金属，会影响神经的发育与日后的功能。欧美有很多论文怀疑许多自闭症和汞疫苗有关。除了汞之外，很多疫苗还含有铝、甲醛、酚、抗生素、乙二醇，建议施打前，先看看标签。身为美国正统的自然医学医师，我并不反对预防注射，但要仔细挑选疫苗，施打前要先教育患者疫苗的优缺点。在美国，我的诊所里也注射疫苗，但我的疫苗不含防腐剂，要放冰箱里保存，即使不得已要用防腐剂，也绝不会用汞或其他有害物质。

身体内的免疫大军

大家都知道，人体内的白细胞，就好比一个国家的军队一样，随时紧守防线，一旦有敌人入侵，就会反击，以保卫国民的安全。

一个国家的军队有陆军、海军、空军等，人体内的白细胞这支免疫大军，也依照任务和特性的不同，分为粒细胞、淋巴细胞、单核细胞。粒细胞产生的"颗粒"，就是用来杀敌的子弹，又分为中性粒细胞、嗜碱性粒细胞、嗜酸性粒细胞。淋巴细胞没有颗粒，包含 T 淋巴细胞、B 淋巴细胞和自然杀伤细胞。白细胞通常在血液、淋巴或是脾脏中，但有时也会游走到组织中，例如血液中的单核细胞跑到组织中，就会变成巨噬细胞等。另外，常驻在组织中的肥大细胞也是白细胞的亲兄弟，和过敏很有关系。

这些细胞各有负责的功用，比如产生发炎反应来排除异物或是产生抗体来处理异物等。如果身体的免疫系统用战争来比喻的话，白细胞就好像是保家卫国的士兵，不同的白细胞有不同的任务，而它们所产生的抗体、细胞激素、自由基，就是对抗敌人的武器，只不过有的像是带有自动瞄准目标的导弹（像是 B 淋巴细胞所制造的抗体可以搜寻特定病毒），而自由基则是子弹，无法分辨敌我，在攻击敌人的时候，也可能会误伤自己的正常细胞，如图 4-2 所示。

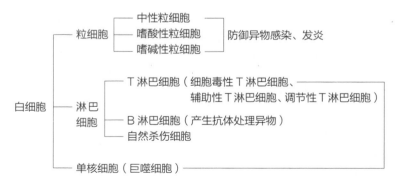

图 4-2　人体的免疫细胞

过敏就是不该发生的免疫大战

体内免疫大军的主要敌人，原本应该只是细菌或是病毒，不过当一些"过敏原"进入我们的身体时，对某些人而言，一样会引起免疫大军的攻击行动，所以才会让人产生许多不舒服的反应。

简单来说，过敏反应和身体对抗病毒的免疫机制相当类似，只不过要把病毒换成花粉、尘螨等"过敏原"。所谓的过敏原，也就是抗原，这些花粉、尘螨等外来物表面上的微小蛋白质分子，因为与体内蛋白质分子的排列结构不同，所以被免疫细胞辨识出来，进一步产生抗体，也就是所谓的免疫球蛋白 E。

当我们的身体第一次接触到过敏原时，身体尚未产生抗体，所以没有过敏反应，要等到第二次接触过敏原之后，身体有了抗体，免疫细胞才会有一系列反应。这就是为什么我初到美国都没事，两三年之后花粉热才发作。

过敏原进入身体，接触肥大细胞表面，和抗体（IgE）结合后，肥大细胞会将许多促进发炎的"颗粒"释放到血液中，引发身体局部组织或是全身器官的发炎反应。这些"颗粒"包括组胺、白三烯、前列腺素 E2 等，多达 28 种。

肥大细胞所释放的这些颗粒是特殊的发炎反应促进物质，简称炎症介质，是造成身体一系列不舒服症状的促进者，许多抗过敏药物就是在抑制肥大细胞分泌颗粒，所以可以抑制过敏的症状，例如抗组胺、白三烯抑制剂，甚至天然药物如维生素 C 与槲皮素、野生玫瑰的花瓣萃取物，都可以抑制肥大细胞。所以，抗过敏药物不只局限于西药，连很多天然成分也有很好的效果，而且没有副作用。

为什么过敏时经常会流鼻涕？

如果我们用显微镜来观察一个过敏正在发作的人的黏膜细胞，会发现原来"过敏是肥大细胞不稳定的现象"。肥大细胞大多分布在身体的黏膜处，而我们易过敏的地方几乎都是黏膜或皮肤。在我的眼中，体外的皮肤和体内的黏膜是一样的。换句话说，皮肤就是黏膜，黏膜就是皮肤，两者都是体内和体外的界线。如果还不了解我在说什么，你可以把身体看成是由外皮肤和内皮肤所包覆的，外皮肤就是俗称的皮肤，而所谓的内皮肤就是我们的黏膜。所以，我们也可以把口腔、肺、鼻腔、食道、胃、大小肠的黏膜，看作是内皮肤。从这个角度来看，从口腔、食道、胃、小肠、大肠一直到肛门这一条管道，其实和外界相通，所以算是体外，而不是体内。这个观念相当抽象，颠覆一般人的看法，但相当重要，因为这会解释为什么过敏都发生在体内和体外的界线上（而不是发生在真正的体内）。

肥大细胞的"家"，就在这个界线上，不是在外皮肤上，就是在内皮肤（黏膜）上。从图4-3中，我们可以清楚看出，容易过敏的器官都是体内外交界的地方，也就是身体的表面，如造成鼻子过敏的鼻腔黏膜、形成气喘的肺泡、

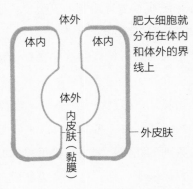

图4-3 体内、体外示意图

引起过敏性结膜炎的眼睛结膜、胃肠道过敏症的胃壁和肠壁等，这些都是过敏的主要战场。过敏时之所以流鼻涕，就是因为肥大细胞分泌液体，想把过敏原冲洗出来，如图 4-4 所示。

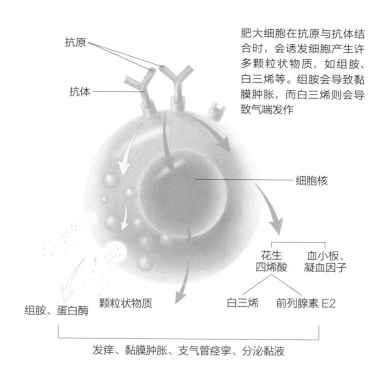

抗原

抗体

肥大细胞在抗原与抗体结合时，会诱发细胞产生许多颗粒状物质，如组胺、白三烯等。组胺会导致黏膜肿胀，而白三烯则会导致气喘发作

细胞核

花生
四烯酸

血小板、
凝血因子

组胺、蛋白酶

颗粒状物质

白三烯

前列腺素 E2

发痒、黏膜肿胀、支气管痉挛、分泌黏液

图 4-4　肥大细胞与过敏反应示意图

第二节 身体的发炎反应

有些过敏原一旦接触到我们的皮肤或黏膜，就会引发过敏，如前述的肥大细胞的反应。但是，还有些过敏原，是被我们吃进肚子里或是吸进肺里，然后进入体内，随着血液循环被送到身体各处。在这里，我要提出比较特别的概念。**不管是过敏原还是有毒的化学物质，只要是不适合身体的东西，被吃进、吸进、渗进体内，我就把它看成"毒素"。**这是广义的毒素，不是单指二噁英或农药之类的毒素，所以，在我眼中，过敏原也算是毒素！

总而言之，外界的"毒素"进入体内，跟着血液循环，从身体的大动脉、小动脉，一直送到微血管中。如果我们的新陈代谢不够快（例如寒冷、不运动、少喝水导致），或是一下子太多毒素进入体内，这些毒素就会"卡"在微血管的末梢，也就是微血管最丰富的表皮（外皮肤）和黏膜（内皮肤）上。

一旦有异物"卡"在这些微血管中，免疫系统当然要想办法将它们排出来，但是，要怎么排呢？身体唯一的方法，就是派白细胞来清理，此时，从外表看起来，就是"发炎"了！当免疫大军到达现场来清理时，身体会产生许多不舒服的反应，例如发痒、红肿、流脓等，这就是我们所谓的发炎反应。

举例来说，如果发炎反应发生在鼻黏膜，我们的鼻黏膜就会开始发痒、肿胀、发红、分泌黏液，这就是肥大细胞分泌的组胺所造成的，人们就会一直打喷嚏、鼻塞、流鼻涕。如果发炎反应发生在皮肤，我们可能就会看到皮肤瘙痒、长疹子、起水泡、流脓等，医生可能会诊断为荨麻疹、湿疹、牛皮癣、特应性皮炎等。

从这个角度来看，皮肤过敏不是什么大不了的问题，即使长疹子、流脓，也不过是身体在"排"过敏原的过程罢了！排干净，过敏也就消退了！如果避免吃进、吸进过敏原或毒素，则会加速身体排干净，过敏症状就会加速消失！

为什么会发炎

广义来说，有一种发炎是"非特异性发炎"，例如因细菌感染或是外伤所引起的身体组织发炎，这是大家普遍认识的发炎；另一种则是"特异性发炎"，也就是身体的免疫大军会针对特别的目标进行防御和攻击行动，例如病毒感染或过敏反应。但不论是非特异性发炎还是特异性发炎，身体的发炎反应其实都是正常的生理现象，目的无非是摧毁外来物或体内残缺老旧的细胞，以及修补体内受伤的组织。

身体发炎时，就代表免疫大军正在进行某种防御或攻击行动，此时免疫大军的武器主要有自由基和炎症介质（也就是之前所提到的由肥大细胞所释放的"颗粒"）。不论是自由基还是炎症介质、溶酶体等，其实都是杀伤力或影响力极强大的武器，如果使用得当，会使发炎反应速战速决，对身体当然利大于弊，但若因种种因素而导致失控，则发炎反应将一发不可收拾，这时恐怕就会"伤及无辜"，让身体饱受其害，慢性过敏就是其中一例。

打个比方来说，自由基就好比打仗使用的子弹，而炎症介质就相当于坦克，如果免疫大军将这些武器派用得恰到好处，用不多不少的兵力（坦克的数量）以及士兵的子弹都打得很准，就可以不浪费兵力又很有效地杀死敌人、结束战争。但若士兵胡乱扫射、坦克大军压境，此时流弹不但会伤及无辜，而且太多的坦克也会破坏建筑物与公共设施，战事更可能因为效率不佳而拖得更久，整个战场将被蹂躏成一片废墟。

如何避免发炎"失控"

要避免发炎反应"失控"导致自身受害，我们就应该先了解自由基和炎症介质的本质，如此一来才能对症下药。

我先前提到过，"自由基"就好比子弹，是中性粒细胞、巨噬细胞、嗜酸性粒细胞、补体结合反应与细胞毒性T淋巴细胞用来吞噬、溶解与摧毁病菌等外来物的重要武器。所以**自由基必须被"局限"在它该发挥作用的战场中，一旦自由基在身体组织或血液中四处流窜的话，我们的身体将未蒙其利，先受其害**。此时，要避免受到自由基攻击，我们体内的"抗氧化剂"含量就一定要很高，如此一来，抗氧化剂就会中和血液与组织内过多的自由基，使身体不会受到伤害。

由此可知，抗氧化剂是控制发炎的重要物质。可是，要如何产生体内的抗氧化剂呢？其实，我们的身体本身就会制造某些抗氧化剂，但还有一些必须从天然、新鲜的蔬果中摄取。另外，饮食中也有许多油炸物饱含自由基，吃多了，反而增加身体的负担，所以最好能避免，以免发炎失控。

另外一个影响发炎反应的物质就是"炎症介质"，也就是我先前提到，作用类似坦克的物质。这些物质包括前列腺素E2、组胺、白三烯、血小板活化因子、趋化因子等28种。

上述炎症介质通常由肥大细胞或嗜碱性粒细胞所分泌，主要目的在于：

一、趋化：吸引带着"子弹"（自由基）的嗜酸性粒细胞、巨噬细胞、中性粒细胞等过来。

二、扩张血管并提高血管的通透性：以方便从身体四处被吸引过来的嗜酸性粒细胞、巨噬细胞、中性粒细胞能穿透血管壁，游走到发炎组织处。但血管通透性一旦提高，就会导致组织肿胀。

三、收缩平滑肌：最初的身体机制可能是用来挤压寄生虫，使之排出体外，但在过敏反应中，则会导致很不舒服的支气管痉挛或肠胃绞痛。

要让炎症介质不要被肥大细胞过度使用，肥大细胞的稳定与炎症介质的库存量就是最大的关键了，而这一点，也和我们的日常饮食有很大的关联。因为肥大细胞的细胞膜是由脂肪与蛋白质所组成的，因此饮食中的油脂如果富含优质脂肪酸（例如海豹油、鱼油、亚麻籽油中的 Ω–3 脂肪酸）的话，就会帮助细胞膜变得比较稳定。另外，炎症介质中的前列腺素 E2 是由花生四烯酸所演变而来，花生四烯酸广存于陆地动物的油脂中，所以牛、猪、鸡的肥肉最好少吃一点，要多吃些不含花生四烯酸的海豹油、鱼油、亚麻籽油等，因为这些富含 Ω–3 脂肪酸的油会变成有助于消炎、消肿的前列腺素 E3。

总而言之，想要避免发炎失控，最好的方法就是从饮食中去调整。从饮食习惯的改变中，我们不难发现，许多发炎性的现代疾病这所以会在近 50 年间越来越盛行，是因为饮食的改变就是罪魁祸首。可怕的是，大多数人都迷失在无知、方便与口欲中而不断沉沦，加上许多利益导向、缺乏健康概念的商人推波助澜，导致我们因为吃错食物，而饱受现代慢病之苦。

第三节 你的身体负荷过重了

为什么有些人容易引发过敏,而有些人就不会呢?除了基因的遗传外,我还要谈一个形成过敏的重要机制,那就是全身总负担的观念。主流西医通常会把身体的各个器官分开来看,因此会认为鼻子过敏和皮肤过敏是两个完全不一样的问题,但自然医学则会采取比较系统的角度。

"全身总负担"的概念,就是从"全人"的角度出发,来看待人为什么会过敏或是生病。什么叫作全身总负担呢?打个比方来说,一个容量为500毫升的玻璃杯,最多只能装500毫升的水,再多就会溢出来。再打个比方,我们都知道下大雨的时候,需要依赖排水沟或下水道系统,将过多的雨水排入河川、流到大海中,如果一时之间雨下得又猛又急,又或是下水道、水沟被堵住导致排水效率不高的话,就会演变成洪水的惨况。每个城市的排水能力都有一定的限制,在这个限制内的降雨量,并不会造成水灾;但超过限制越多,水灾就会越严重。

同样地,人体的过敏反应也和城市的排水系统类似。每个人对过敏原与毒素都有一定的耐受度,但受到先天遗传及后天饮食、压力等不同条件的影响,有的人耐受度高,有的人则相对较低。换句话说,我们可以将过敏原与毒素当成"降雨量",身体肝脏的排毒功能就好比城市里的"排水沟"与"下水道",而汗液、尿液、粪便就是"河川"及"大海"。因此,当你生活中的过敏原与毒素的"总量",在你身体可以排除的范围之内的话,你就不会出现过敏反应;反之,若你身体的肝脏解毒、排除过敏原的能力不好,或一时入侵的毒素或过敏原太多,你的身体就会出现过敏反应，好像发洪水一般。

过敏的大本营：胃肠道过敏的影响

我们在前面章节中说过，胃肠道是人体最大的免疫器官，而大多数出现鼻子过敏、眼睛过敏、皮肤过敏、气喘、慢性中耳炎等症状的人，胃肠道几乎也会出现食物过敏的症状。也就是说，胃肠道的状况好或不好，直接影响到过敏的"全身总负担"。我再讲清楚一点，当一个人的胃肠道（最大的免疫器官）没有受到太多过敏原干扰的时候，他的身体就有足够的"容量"去包容较多的过敏原或毒素，如同一个半满或是三分之一满的杯子，有能力接受多一点点的水，也不会溢出来。但是如果胃肠道已经有严重的食物过敏症状，就像是已经九分满的杯子，只要再闻到或接触一点点过敏原，身体就会不堪重负，出现鼻子、皮肤、气管的过敏发作，如同溃堤的水库一般。因此，想要避免过敏，就应该优先将胃肠道的过敏问题消除（增加人体对过敏的耐受度），如此一来，当我们再接触到过敏原时，就不会那么容易过敏了。这是我在临床上把患者的慢性食物过敏原找出来，要求他们避开不吃之后，他们的全身过敏就大幅消退的原因。

最棘手的胃肠道过敏：肠道通透性增加

胃肠道是否健康，对身体有相当大的影响。临床上，我常会看到有些人动辄对 20 ~ 30 种食物过敏，这是为什么呢？其实，这已经不单纯只是食物过敏的问题，而是胃肠道慢性发炎，导致肠道通透性增加，许多未经消化的食物大分子从肠道"漏"到血管中，导致严重的过敏反应。

我们的肠壁细胞就像是由一块块整齐的砖块紧密黏合而成，不允许有任何东西漏进去或漏出来，细胞与细胞的结合处是非常紧密的，如图4-5所示。一旦胃肠道有比较严重的过敏发炎反应，这些肠壁细胞（砖块）就会肿胀，

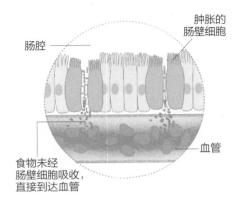

图4-5　肠道通透性增加示意图

于是砖块与砖块之间就会出现间隙，导致未消化完的食物跑到血液中，继而到达身体其他组织中。这种俗称的肠道通透性增加所引发的问题相当严重，因为这些未消化完的食物一旦进入血液中，几乎被身体视为毒素。（在我的定义中，凡是人体不适合的物质就可视为毒素。）

因此，我们的免疫系统（白细胞）就要去捕捉这些毒素。这时已经不是单纯过敏原的问题，而是血液中进来了许多不该进来的东西，我们的血液其实是不容许未消化的食物进入的。之前有提到，身体通过辨别蛋白质的结构来分辨敌我，因此这些未消化的食物一旦进入血液之中，就会被认为是外来的敌人。总而言之，这些蛋白质引起了身体免疫系统的错乱，一开始可能先引来巨噬细胞将这些蛋白质"吃掉"，可是这样的消灭行动太慢，而入侵的蛋白质又太多时，B淋巴细胞就会记住这些蛋白质结构（抗原），并制作很多抗体主动寻找抗原，然后诱发一连串的发炎反应。

有人也许会纳闷，为什么治疗过敏，一定要从胃肠道着手，而不单单处理皮肤、气管、鼻子呢？主要的原因还是"全身总负担"的概念。不管是慢性胃肠道过敏还是肠道通透性增加，过敏的大本营都是在胃肠道，而且胃肠道是人体最大的免疫器官。我常说，治病要求本，擒贼要擒王，如果把胃肠道过敏消除，全身的过敏现象就会消退。肠道通透性增加要如何治疗呢？这种临床上颇为棘手的疾病，我发现用医疗断食或服用谷氨酰胺的效果很好。前者不容易施行，但后者就方便多了，只要每天补充肠壁细胞修补时特别需要的氨基酸——谷氨酰胺4.5~9克，加上维生素C、天然黄酮、槲皮素、肠道益生菌，肠道通透性增加就可渐渐复原，过敏症状就可大幅减退。原本对20~30种食物严重过敏，慢慢调整之后，可能就降到6~7种，再继续努力，最后可能只剩两三种。

大内解毒高手两难：肝脏排毒的影响

既然提到"毒素"，我们就顺便来谈谈真正的毒素。我们身体内的毒素，除了从鼻子吸进、嘴巴吃进或是通过皮肤吸收之外，还有很多毒素其实是自己新陈代谢所产生，或是肠道坏菌所产生的。凡是毒素增多，一定会干扰免疫系统，甚至会诱发过敏反应。环境或饮食中的许多毒素，例如某些化学溶剂或某些西药，其实并不是过敏原，却也会引发过敏，医学上将这些毒素通称为半抗原，因为它们依附在抗原上，就会诱发过敏反应。

不管是什么毒素，我们都可以粗分为水溶性和脂溶性的毒素。水溶性毒素可以借由多喝水的方式，由肾脏排出（以尿液的形式），但是脂溶性毒素不溶于水，无法通过肾脏排出，所以这些毒素便会被血液带到肝脏，借由肝脏的解毒功能，将这些脂溶性的毒素转变成水溶性的。不过原本脂溶性毒素的毒性可能还不是很强，一旦转变为水溶性，毒性就会大大增强，这就是肝脏解毒的第一阶段。

肝脏解毒的第二阶段是将毒性很强的水溶性毒素再转化成无毒的水溶性毒素，最后以粪便的形式从肠道排出。

第一阶段肝脏解毒的产物，是水溶性的超强毒素，它们是以自由基的方式破坏身体，自由基会引起发炎反应，引起心血管病变、过敏、自体免疫性疾病、癌症等疾病。换句话说，如果肝脏的第一阶段功能很强，但第二阶段很弱的话，身体就会出现很多有毒的物质，但又排不出去，这样的人容易生大病，当然也容易过敏。

反之，如果第一阶段功能比较弱，体内容易囤积一些脂溶性毒素。这样的人会很敏感（比如我），因为肝脏不太会解毒，因此经常一喝酒就脸红、喝个咖啡就睡不着。

最好的情况当然是第一阶段功能很强、第二阶段功能更强的人，但是这种人毕竟是少数，一般人都需要多吃蔬果或服用排毒营养品来强化肝脏第一或第二阶段的解毒功能，以帮助身体去除毒素。有关解毒与排毒的对策，在我的其他著作中有详细介绍。

体内毒素太多而引起的过敏或自体免疫性疾病，看起来很难治疗，但我在临床上用排毒的综合方法，常常可以让复杂的问题迎刃而解。毕竟，人体还是有自愈能力的，只要我们将体内的毒素、代谢物、过敏原有效率地排出体外，身体就会感觉到清爽、舒适，眼睛会很明亮，体力会变得较充沛，自愈力也会被启动。不但过敏症状可以逐渐改善，甚至连其他很多隐疾也会慢慢地自愈，这就是自然医学神奇的地方。

你已经不是你了：自体免疫与排毒

既然讲到排毒，我在此要特别补充一个划时代的概念，可以拯救千千万万深受自体免疫性疾病之苦的患者。有效的排毒方法，不仅可以医治过敏，更重要的是，它对自体免疫性疾病的疗效有不可取代的重要地位。

我们要知道，所谓的自体免疫性疾病，就是我们的免疫系统主动攻击我们的身体，也就是我们对自己的身体产生过敏。依据我过去十几年的经验与观察发现，凡是患有自体免疫性疾病的人，以前一定患有过敏性疾病，但都没有处理好，本来只是对外来物过敏，但后来发生错乱，开始对自己的身体也产生过敏了。例如，类风湿关节炎，就是慢性食物过敏演变成对自己的手关节产生过敏，因而持续发炎，红肿热痛，甚至变形。而系统性红斑狼疮，也就是蝴蝶斑，也是从对外来物过敏，演变成对自己的皮肤过敏，到后来甚至严重到对自己的肾脏过敏，引起肾衰竭的问题。而很多年轻男性好发的强直性脊柱炎，则是对自己的腰椎过敏，引起关节发炎、黏合，最后导致脊椎僵直、行动不便等。

为什么我们会对自己的身体过敏呢？这个问题目前仍很有争议。传统的西医医学观念认为，人们之所以会患有自体免疫性疾病，是因为"免疫细胞"出现了"混乱"，误以为自己的身体所产生的蛋白质是外来的，因而开始对器官产生过敏反应，这也是被叫作"自身免疫"的原因。但现在自然医学中有一个全新、很颠覆的观点，提出一个截然不同的概念，我认为比较贴近事实。这个观点认为，自体免疫其实不是对你自己过敏，身体并未错乱，依旧对外来物过敏，而是"你已经不是你了"。

当你的免疫系统对自己的关节、皮肤、结膜、腺体、肾脏产生过敏时，你确定你的关节、皮肤、结膜、腺体、肾脏百分之百还是你自己的吗？这样的说法听起来很吊诡，但这就是我要说的重点：你所认为的关节等组织或器官，在免疫系统的"辨别"下，其实已经不是你自己的了，因而才会引起过敏。

为什么会这样呢？因为你的关节等组织或器官上面布满了毒素，毒素和你细胞上的蛋白质结合，让你的免疫细胞错认那些布满毒素的组织或器官为外来的敌人，所以才会出现过敏反应。这就好像一个人头上戴了一顶帽子之后，他家的小狗可能认不出他，开始对他又吠又咬，因为在小狗的眼中，主人已经不是主人了。

在免疫细胞的辨识下，此时的"你"，是"戴上一顶帽子的你"，所以只要拿掉帽子，你就会变回原来的你。因此，只要把身体的毒素去除，你的免疫细胞就不会再对自己的组织或器官过敏，因为免疫细胞根本没有错乱，它不会攻击自己人。

我在临床上也发现，只要将身体器官上的毒素排除，自体免疫性疾病几乎就可以慢慢痊愈。然而要让肝脏的排毒功能增强，我在美国诊所里最常用的就是"超级排毒配方"，用了十多年，效果很好。

另外，除了服用排毒配方外，我发现还有一个更好的方式，那就是第 3 章中所介绍的"医疗断食"。医疗断食除了治疗过敏外，针对自体免疫性疾病的效果也是令人叹为观止，难缠的自体免疫性疾病可以在几天之内出现戏剧性的转变，只要彻底配合，根治并非难事。

第 5 章

为何会过敏？

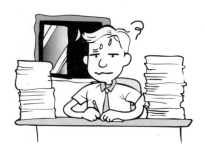

- 遗传到过敏基因
- 吃到不对的东西
- 生活环境的影响
- 压力与自主神经失调

根据台北市立联合医院调查，2007 年台北市一年级的小学生 20.3％有气喘；然而 30 年前，台北市儿童的气喘盛行率只有 1.4％！为什么台北市的气喘儿越来越多？有患者说，气喘是遗传的问题，但我常反问患者：会过敏的基因既然是爷爷、奶奶遗传给你的，为什么古代人没事，现代的你却会严重到气喘发作？

　　在现代的台湾地区，过敏几乎是"人人有奖"了，不算什么稀奇毛病。为什么会有这么多人过敏呢？是过敏基因突变了，还是我们人类变脆弱了，或是有其他因素？在这一章中，我们就来搞清楚：你到底为什么会过敏！

　　为什么现在过敏的人这么多？以前的老祖宗同样活在这个地球上，也是吃着五谷和家禽家畜，为什么他们过去不受过敏困扰？如今，我们的生活越来越便利、物资越来越丰富，但是小病越来越多，这是怎么回事？

　　过敏虽然有基因遗传的因素，但也会因环境污染、饮食错误、生活作息紊乱而诱发，所以，虽然有着相同的基因，但现代人由于生活方式和祖先不同，因此很容易诱发过敏。要根除过敏，我们必须彻底了解过敏，以下是过敏的成因，我们来仔细探讨一下吧！

第一节　遗传到过敏基因

"医生，我的孩子会不会有过敏体质啊！"很多孕妇在怀孕的时候，经常会问医生这句话。医生的回答往往是："如果你和你先生有过敏症状的话，那么小孩子过敏的概率很高！"

医学统计发现：如果父母有一人过敏，那么小孩也有过敏的概率是三分之一，倘若父母双方都有过敏的话，那么小孩过敏的概率则提升到二分之一或三分之二。若是祖父母也有过敏，则过敏的情况会更严重。从统计学来看，过敏体质是受多重基因的影响，如果你遗传到的过敏基因越多，引发过敏的可能性及严重程度就会相对更高。

如果你发现自己、兄弟姐妹、父母甚至祖父母都有过敏，一定很担心自己的下一代会不会有"严重过敏"。其实并不然，遗传基因看似无可避免，但是一个人过敏与否，遗传因素未必有那么大的"决定权"！

我们的基因是由祖先一代一代遗传下来的，过敏基因当然也是，但为什么我们的祖先很少过敏，而我们现代人越来越容易过敏？过敏的人为什么越来越多？除了基因以外，一定还有很多其他因素。

我常比喻，先天遗传好比是子弹，其他后天因素是扳机。一把手枪里有子弹并不危险，但扣了扳机才是真正的危险。如果一辈子不扣扳机，子弹不会发射，也就不会有杀伤力。所以，对于过敏，先天遗传只有一小部分的影响，而后天环境的影响绝对是比较大的！以下所要讲解的，就是后天的影响因素，如果都做对了，过敏就不会发作了。

第二节　吃到不对的东西

"吃错了，当然会生病！"很多慢病都和吃错食物有关系，过敏当然也不例外！经由食物而罹患过敏的人比比皆是，所以饮食习惯偏差是导致现代人过敏的主要原因之一。

现代人吃错东西，可以追溯到婴儿时期。许多婴幼儿出生后没多久，母亲就受厂商广告或不当卫教所影响，以牛奶取代母乳，或是喂食不健康的婴儿食品，导致小孩子从小就埋下了过敏的祸根！下面就来介绍各个成长阶段容易导致过敏的错误饮食。

胎儿时期和母体有关

母亲是影响胎儿健康的关键。如果母亲在怀孕期间身体常常过敏，或是经常吃些容易引起过敏的食物，甚至经常暴露在具有过敏原或毒素的环境中，那么母体就会将抗体、过敏原、毒素，经由胎盘传送给胎儿，胎儿出生以后，就比较容易有过敏症状。所以，我常常告诫年轻的准父母，想要有健康的下一代，必须从怀孕开始，甚至在怀孕之前的半年开始调理身体。

幼儿时期饮食不当

小孩子的免疫系统一直要到三岁才算发育完成。尤其是在一岁以内，婴幼儿的免疫系统相当稚嫩而且敏感。因此，我常呼吁，六个月内的婴幼儿唯一的食物应该只有母乳，不准吃其他食物（尤其是牛奶），否则很容易引起过敏。

等到婴幼儿六个月大，开始长乳牙了，表示可以吃一些辅食了（例如磨成糊状的根茎类蔬菜或水果），但母乳还是不要停，一直要到乳牙长齐了，才能断奶。这就是大自然的规律，长乳牙的意思是暗示婴幼儿可以开始吃软质的成人食物，乳牙长齐则表示可以只吃固体食物并且断奶了。所以，为了健康，也算是迎合大自然的规律，我通常建议母亲至少喂食母乳一年。

虽然六个月大可以开始吃辅食，但应该尽量避免吃到容易产生过敏症状的蛋白质食物，例如牛奶、鸡蛋、肉类、豆类等。越容易过敏的食物，应该年纪越大才开始尝试，例如一岁以后才可以吃肉，两三岁以后才能尝试奶制品。

依我的标准来看，现代人的婴幼儿饮食，可以说非常混乱。例如，牛奶是最容易引起过敏的食物，很多人却是一出生就开始喝牛奶。过去几十年来，受到美国酪农业的错误宣导，以及医药团体的推波助澜，大部分的年轻母亲认为喝配方奶粉比较营养，因为电视广告和营养师都说"奶粉中添加了许多营养素"，所以纷纷舍弃最天然、真正最营养的母乳，也因此导致很多人长大后普遍有过敏的现象。

事实上，在美国、中国台湾，牛奶都是十大食物过敏原的第一名，80%的华人会对牛奶过敏。很多研究也已经证实，吃奶粉的婴儿长大后比较容易有过敏问题，反之，奶粉吃得越少，母乳吃得越久，小孩子越不容易过敏。还好，最近几年，许多消费者开始觉醒，不再受广告的诱导，母乳又重新受到重视了，有越来越多的母亲知道哺喂母乳的重要性。

不过，有一点我要特别提醒一下，母亲在哺乳期间要特别注意饮食，如果吃到食物过敏原（例如牛奶）或接触环境过敏原（例如花粉、尘螨、烟味）等，婴儿也会经由母乳获得过敏原与抗体，诱发过敏，所以千万不要以为自己喂母乳，小孩就不会过敏。

忽略慢性食物过敏

提到食物过敏，很多人会马上联想到身体发痒、起疹子或是上吐下泻，但其实慢性食物过敏的症状与严重程度远不止于此。我在第 1 章第三节的"过敏种类与身体症状对照表"中详细地列出了相关症状，很多人不知道那就是慢性食物过敏引起的。而有些人的食物过敏，发作起来非常凶猛，甚至可能在十分钟以内要了他们的命，这就是所谓的"过敏性休克"。2006 年，加拿大就有一个女孩子对花生过敏，因为和刚吃过花生酱的男朋友接吻，结果引发过敏性休克而死亡，可见食物过敏不可忽视，严重时是有生命危险的。

大部分人的慢性食物过敏症状其实并不严重，因为免疫系统会抑制食物过敏的症状，让人弄不清楚自己对什么过敏，而继续食用食物过敏原，这就是动物适应环境的一种进化表现。加上很多食物过敏都有延迟性，过敏症状并不会马上发作，有时会晚个 2～3 天，发作时又被免疫系统抑制，所以很多人就这样子浑浑噩噩地吃了一辈子的食物过敏原而不自知，身体也就在不知不觉中，慢慢被免疫系统所侵蚀，演变成自体免疫性疾病，这是最常见的共通宿命。（有关慢性食物过敏的详细介绍，请参见第 1 章。）

坏饮食导致身体发炎

饮食可以说是造成过敏最根本的原因了，因为食物中许多营养素具有消炎作用，能使过敏症状不容易出现，例如新鲜蔬果中的天然黄酮、谷胱甘、抗氧化剂（维生素 A、维生素 C、维生素 E），含 Ω–3 脂肪酸较高的海豹油、鱼油、亚麻籽油。饮食中这些消炎成分越多，身体越不容易发炎，过敏症状也就越不容易发生，即使有过敏的遗传基因也没事。

但是现代化的食物及饮食习惯暗藏许多会导致发炎的成分，例如所有经油炸过的氧化油、陆地动物油，暗藏在零食、饼干、糕点中的氢化植物油（如人造奶油、植物酥油），过多的精制淀粉（饼干、面包、蛋糕）与甜食（糖果、饮料）、咖啡等。在这些不良的饮食习惯中，我要特别强调的是绝对不要吃"坏油"。很多人都认为油吃多了对身体没好处，但其实这句话不正确，应该更正为"坏油吃多了，对身体不好"，而且"吃了太多坏油，有过敏体质的人一定会过敏发作"。

现代人坏油吃太多、好油吃太少，难怪过敏和很多慢病泛滥。所以，我常呼吁"多吃好油，少吃坏油"，天然的好油，例如苦茶油、橄榄油、椰子油、海豹油、鱼油、亚麻籽油，都可以稳定肥大细胞的细胞膜，帮助身体不易发炎和过敏。有人会问，好油吃太多对身体会有影响吗？其实不必担心好油吃太多，即使一天吃30毫升的好油，也不算过量。

 陈博士小讲堂

哪些坏油绝对不能碰？

为了让身体的细胞稳定，减少发炎的可能，我强烈建议读者避免食用坏油，主要的坏油有下列几种。

1. 氢化油：由于氢化油含有反式脂肪酸，不但无法代谢掉，还会"卡"在身体中。从化学反应来看，氢化油只要再经过一个步骤，就几乎可以变成塑胶了，所以我常说，吃氢化油就像在吃塑胶油一样，长久下来身体一定会出问题。常见的氢化油，如做糕饼的植物酥油、炸油炸物的氢化棕榈油等，最好不要碰。

2. 发霉油：如果油的原料品质不好、保存不佳，很容易导致霉菌产生，而这些霉菌会在制油过程中，混入油品里。有些霉菌会分泌黄曲霉素，严重损害人体肝脏，不得不慎。

3. 氧化油：这是大家普遍知道的坏油（回锅油等），这些油经过高温加热，导致油品剧烈氧化、营养成分改变，甚至产生致癌物质。市售的薯条、炸鸡、盐酥鸡、油条，业者有没有天天换油呢？2009年6月，台湾地区有关部门查出来，某速食业者的油锅酸价高达23.9，高得离谱（台湾地区规定酸价不得超出2），曾经闹得人心惶惶。但是，检查过后，船过水无痕，大家又忘了这件事，整个速食产业和零售摊贩，又恢复原来的状态。很多青少年每天吃这些氧化油，身体怎能不过敏呢？氧化过的油会产生许多自由基，损伤细胞膜或 DNA，不但会诱发过敏，甚至还会导致癌症，对身体健康影响很大。

4. 精制油：目前市面上常见的色拉油，都是精制油。所谓的精制，就是用化学溶剂萃取不稳定、有杂质、不耐高温的油脂，经由高温处理，再经过除色、除味后，让油脂变得晶莹剔透、淡色、无味、不含杂质。精制油看似没有问题，但事实上，在精制的过程中，好油的营养素全部消失了，简单来说，精制油就是没有营养的死油，还是少吃一点吧！

或许你会担心，都已经吃这么久的坏油了，现在还来得及吗？当然来得及，亡羊补牢，犹未为晚！我建议读者可以从现在开始多吃好油，让身体逐渐把坏油代谢掉就行了。因为我们身体的细胞、组织、器官，一直进行着一进一出的新陈代谢活动，有的细胞代谢快、有的细胞代谢慢，像表皮细胞有着约一个月的代

谢周期，而身体其他组织的代谢周期比较慢。据我的估计，大约
七年的时间，全身各大器官都已经可以代谢好几次了。所以，只
要在症状消除之后，继续保养身体，最慢七年，就可以让自己脱
胎换骨。

也有读者曾经问我，如果不小心吃到坏油怎么办？由于我的
体质敏感，所以在外面吃东西，只要吃到一点油炸物，我就很容
易感觉不对劲。例如吃了半块炸排骨，我的胸口就会发痒，这是
因为油炸物中含有太多自由基，会让我的细胞膜不稳定。还好我
体内有足够的维生素 C 等抗氧化物，从其他部位调动过来中和过
多的自由基，所以五分钟之后我又好了，胸口的痒感自动会消除。

你一定很好奇，为什么我可以这么快就让自己的身体恢复到
"正常"状态？主要是因为平时我吃大量有机蔬果，其中含有很多
天然抗氧化剂，因此就算偶尔吃到氧化油，我体内足量的抗氧化
剂也可以消除那些自由基，不至于让身体感到不舒服。但如果不
吃蔬果，或是每天吃炸排骨，用光我的维生素 C 库存，我就开始
会有鼻子痒或皮肤痒的过敏症状产生。

第三节　生活环境的影响

现代人都很怕脏，怕草地不干净，所以要求孩子一定要穿上
鞋袜，不可以光着脚丫在地上跑、跳，不可以玩泥巴等，宁可把

孩子带去室内的游戏场所（标榜着会定期用药水消毒），也不让他们在公园里滑滑梯，就怕沾上细菌。事实上，细菌并不都是坏东西，我们所处的环境中有许多有益菌，不但对人体无害，甚至还很有帮助呢！反倒是标榜消毒过的室内场所，可能有你不知道的挥发性有机溶剂、漂白水、甲醛等，反而对身体不好。

杜绝细菌导致免疫失衡

泥土里有许多好菌，有些菌种甚至可以医好人类的怪病。美国有一个年轻人得了克罗恩病，也就是小肠严重过敏，几乎什么都不能吃，吃了就拉，也无法吸收，住院好几个月，命是救回来了，但是出院时骨瘦如柴。后来他在欧洲的高山上找到泥土里的几种有益菌，不但神奇地医好了自己的疾病，恢复了健美身材，还帮助了很多人，这就是有益菌助人的最佳例子之一。

由此可知，细菌不全是有害的。事实上，人体的体表、口腔、肠道、阴道中也有很多细菌，有益菌与有害菌必须保持一定比例，人体才会健康。大自然也是充满了有益菌与有害菌，这些细菌会和人体的免疫系统形成平衡状态，如果一直处在无菌状况，人反而容易生病。

因为人体的免疫系统对细菌、寄生虫的反应与对过敏原的反应是互相消长的。人体免疫细胞中的嗜酸性粒细胞若受到寄生虫的刺激，会对过敏原比较迟钝，换句话说，如果有细菌和寄生虫的话，人体的免疫系统比较不容易对过敏原有"过度"反应，这时辅助性 T 淋巴细胞 Th1 会在细菌感染时增加，辅助性 T 淋巴细胞 Th2 则减少。由于 Th2 是负责过敏反应的，因此不太容易起过敏反应。

由此可知，如果一个人在成长过程中，经常接触泥巴甚至寄生虫的话，将来长大后比较不容易过敏。这也解释了为何美国、日本、中国台湾近50年来，虽然环境卫生改善，传染疾病患病率大幅下降，但过敏性疾病大幅上升。

我们应该多接触大自然，例如池塘、天然溪流、河川、森林。接触自然界中的无害细菌，可以使免疫系统发挥作用，并与免疫系统处于一个较平衡的状态，孩子自然就会有正常的免疫反应。反之，如果让孩子处在干净无菌却充满了漂白水、甲醛、氯气、人工清洁剂等有毒化学物的环境中，或是饮食中充斥各种非天然食品添加剂，反而容易导致身体过敏。

人工产物污染环境

现代过敏的人越来越多，有一个很重要的因素就是工业化所带来的污染。例如工厂、汽车排放的废气，办公大楼中央空调循环的污浊空气，厨房制造出来的氧化油烟，厕所清洁剂所散发的化学药剂，百货公司成衣部门的化学溶剂味道等，想到这些，会不会让你鼻子痒痒或是觉得呼吸困难呢？没错，这些现代化生活所带来的空气污染，也是引发大多数人过敏的原因之一。很多有呼吸道疾病的人，只要离开污染的环境，搬到比较干净的地区，过敏就会好转或痊愈。

除了空气污染外，工厂排放的废水、清洁剂所造成的水质污染、添加在自来水中的氯等，都会让我们的饮用水不够纯净。同时，受到工业污染的土地所种植出来的作物，也含有太多重金属、环境毒素、化学肥料、农药、人工雌激素、人工生长激素、人工表面活性剂等，再加上人造色素、人造香料、劣质代糖等添加剂，甚至令人闻之色变的黑心食品，一旦经由接触、吸进或吃进我们的体内，就会影响我们免疫系统的运作，导致越来越容易有过敏反应。

尘螨和蟑螂带来困扰

环境中有些自然存在的物质也会导致我们过敏。例如，很多美国人会因花粉过敏，但中国台湾的主要过敏原其实是尘螨。因为台湾地处亚热带，大部分时候都处在又湿又闷的状态，因此，一旦疏于打扫，未注意居家通风，家中很容易变成尘螨、蟑螂和霉菌的温床。尘螨与蟑螂本身不但对人体不好，就连其尸体、粪便飘逸在空气中，或是附着在我们的沙发、床单、枕头上，只要被鼻子吸入或是皮肤接触，就很容易引起鼻子和皮肤过敏，甚至诱发气喘发作。

现代人往往因为工作忙碌或是生活习惯不好，例如使用布沙发、布窗帘、地毯，却又不定期清洁或是未能有效清洁，导致尘螨一直刺激免疫系统，过敏当然好不了。

第四节　压力与自主神经失调

为什么我会说压力与过敏有关呢？因为在临床上，我碰过不少这类案例。

案例一：我在美国的诊所工作期间，有一个《西雅图周报》的女记者来看病，她有荨麻疹已经半年，每天都很痒，晚上要擦类固醇才能睡觉。询问之下，她好像没有什么过敏原，以前也很少发生荨麻疹，上次发作，记得是六岁时，父母妈正在闹离婚。

我一听，这跟压力有关，因为父母闹离婚，对小孩来说，是很大的压力。这一次，20多年后再度发作，是在一个重大打击之后。当时她的好友刚好怀孕，小孩虽然还未出生，她就先认作干儿子。不幸的是，由于医生的疏忽，这个小孩在接生过程中死亡，而她在产房目睹了这个过程。在我点出这两个重大事件对她造成的创伤后，她开始大哭，也终于弄清楚自己罹患荨麻疹的原因。三天之后，她不擦类固醇就可以睡觉了，一周后复诊，荨麻疹已痊愈。

案例二：有一天，一位个性急躁的母亲抱着六个月大的气喘婴儿，来诊所找我医治。我观察到母亲和小孩的互动有些不妥，于是开了舒缓情绪的天然药物要母亲服用。一两周之后，小孩气喘便好多了。为什么会这样呢？原因是很多小孩子的问题是父母造成的。这个小婴儿情绪特别敏感，而刚好母亲又特别凶，所以才会诱发气喘。我的疗法很特别，小婴儿不必吃药，该治疗的是母亲。母亲安稳了，小婴儿的气喘也好了。所以，连刚出生的婴儿都有压力，更何况是成年人呢？

上述这两个案例都清楚地说明了一件事：很多人的过敏发作或恶化都与压力有关。我们会发现，患者的荨麻疹、气喘发作或是鼻子过敏恶化，通常发生在连续几天熬夜、准备大考、赶工作报告、心理创伤等过劳、缺乏休息、身心压力过大的状态之下。

长期压力加重过敏症状

相信有过敏体质的人都有类似经验：准备重大考试或赶工作进度而连续几天熬夜之

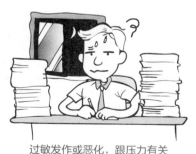

过敏发作或恶化，跟压力有关

后，身体会变得比较容易过敏，或者过敏症状会比以前来得更为严重。心思细密的人甚至会发觉，身心压力持续越久，身体过敏的自觉症状会由初期慢慢转为中期、末期（如表 5-1 所示），严重程度也会越来越深、发作频率越来越频繁。如果压力与不规律的作息一直不能得到改善，过敏的症状就会变成慢性，而且越来越难医治。

表 5-1　过敏自觉症状变化一览表

过敏性疾病	初期症状	中期症状	末期症状
皮肤过敏	皮肤发痒、起红点	块状突起、结痂、中面积红疹	流脓、流液、起水泡、面积大、长久不愈
过敏性结膜炎	眼睛发痒、眼皮肿胀感	眼眶下发黑、有眼袋、泪水分泌、怕光、砂粒感、眼白部分有血丝	眼皮肿胀、眼袋或黑眼眶一直不消退、泪眼汪汪、有灼热感、眼白血丝密布
过敏性鼻炎	鼻子发痒、流鼻涕、鼻涕倒流入咽喉	喷嚏连连、鼻塞、讲话有鼻音、耳朵里有塞住感、嗅觉减退、听不清楚	每天打数百个喷嚏、鼻涕不止、鼻窦炎、不辨香臭、头晕、头痛、疲倦、注意力不集中、嗅觉丧失、听力减退
气喘	咽喉发痒、胸前发痒、胸闷、咳嗽	呼吸短促、呼吸时胸腔里有声音、咳清痰或泡沫痰、运动会喘	呼吸时胸腔内哮鸣音很明显、呼吸很费劲、咳白痰或浓痰、走路或躺下时会喘而坐着休息会稍微减退、疲倦、乏力、失眠、嗜睡
胃肠道过敏	食欲下降、食欲大增、饱胀感、消化不良	腹胀、恶心、打嗝排气、吐酸水、胃痛、肛门发痒	腹痛、腹泻、便秘、体重下降或上升、关节酸痛、皮肤起红疹、肌肉无力或是酸痛、身体不适感、疲倦、中耳肿胀感、口臭、舌苔厚腻

压力大会刺激交感神经与肾上腺，使人能够应付紧急状况。

交感神经和肾上腺，虽然一个在神经系统，一个在内分泌系统，但就好像是分居两地的双胞胎，特性和反应其实还是非常相似的。肾上腺在紧急状态下会分泌肾上腺素，在持续的压力下会分泌肾上腺皮质醇，而肾上腺皮质醇会抑制过敏反应。如果平时身体健康、饮食正常、睡

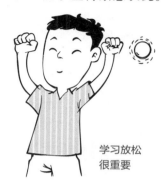

学习放松
很重要

眠充足，偶尔熬夜赶工两三天或是压力紧绷，身体还撑着住，因为肾上腺素与肾上腺皮质醇的库存量还够，此时不但不会引起过敏，有时还可以使过敏反应消退。但如果压力持续下去，两三天之后，我们没有立即补充足够的睡眠或及时休息，或是压力持续紧绷，这时我们体内的肾上腺皮质醇就会慢慢缺乏，到达所谓"肾上腺疲乏"的状态。

肾上腺素与肾上腺皮质醇一旦缺乏，就不能发挥抑制过敏反应的效果，导致过敏反应无所忌惮地发作。这个生理机制很清楚地解释了：为何过敏都发生在有中期或长期压力的人身上。

 陈博士小讲堂

充足的睡眠才能补充足量的肾上腺皮质醇

肾上腺皮质醇之所以有日夜变化，这是大自然的规律。人类的生理机能，可以利用肾上腺皮质醇应付紧急状况，例如老虎要咬你、与敌人肉搏、发生火灾，或是赶飞机、上台表演等。出现

紧急状况时，人类的肾上腺皮质醇大量分泌，可以提供充足的体力、爆发力、专注力来处理危机。例如，曾经有人在火灾时，一口气把冰箱扛出户外，事后却惊讶自己竟有这么大的力气可以扛起冰箱。

肾上腺皮质醇既然这么好用，身体可以无限制供应吗？答案是不行。肾上腺皮质醇在人体中相当宝贵，和雄性激素、雌激素一样，都来自胆固醇，必须从饮食中摄取，而且在晚上制造。原始人白天打猎或打仗，天黑以后，会好好睡觉，所以白天耗损的肾上腺皮质醇会在晚上的休息中得到调整与补充，而且原始人的睡眠普遍充足，不会长期处在压力之下，所以不用担心这些激素会耗损殆尽。这是人类身体机能的最原始运作机制，让身体得以保持在最好的状态。

现代人虽然压力不会大到被老虎追或被敌人杀头，却经常因为工作、家庭、经济等因素，长期处于重度压力下，加上睡眠普遍不足或品质不佳，使身体无法顺利调整或补充肾上腺皮质醇，因而导致过敏或自体免疫性疾病失控。

人体所分泌的肾上腺皮质醇，其实就是一种天然类固醇，只不过，体内自然产生的天然类固醇是无害和没有副作用的，而长期服用人工类固醇药物则对人体有明显的伤害，例如造成月亮脸或骨质疏松等。

对于过敏患者，我会建议他们尽量找出压力源，并予以排除，这样一来，对于过敏症状的减轻，将有相当大的助益。

另外，由于人体制造肾上腺皮质醇的原料是胆固醇，饮食中少油、少蛋白质的人会特别容易缺乏胆固醇，因此，有过敏的人一定要多摄取好油，一来可以补充肾上腺皮质醇的原料，二来又可以稳定细胞膜，抑制发炎与过敏，一举多得。

自主神经影响过敏症状

由于人体胚胎在成形时，肾上腺和我们的神经系统是一起发育的，因此当压力来临时，会激发我们的肾上腺，同时让交感神经亢奋。交感神经和副交感神经属于自主神经，在临床上，我们可以从症状的反应中清楚地看出，许多过敏反应是局部副交感神经太旺盛的结果，例如平滑肌收缩（哮鸣音、呼吸困难），分泌黏液（流鼻涕、咳清痰），充血（鼻塞、眼肿、疹块凸起）等。

局部副交感神经亢奋通常是由自主神经紊乱所引起的，而自主神经紊乱的起因有很多种，而且机制复杂，一般来说，都与压力过大、情绪刺激、冷热温度差距太大、光线刺激、剧烈运动有关。

简单地说，过敏是局部自主神经系统紊乱所导致的结果。虽然自主神经系统的机制相当复杂，但它通常和人的心理、精神、心灵的"不安稳"状态有关。临床上也发现，有些过敏患者一旦出门旅游，过敏症状便立即缓解，就算吃到平时在家乡容易过敏的食物，也不会出现不适的反应。这是因为旅游让他们心情放松，所以交感与副交感神经都做了一番调整，过敏反应也就有了减弱的效果。

或许有人会认为，到外地会减轻过敏症状，是因为外地的过敏原较少的关系，其实也不尽然。我们在临床上发现，许多荨麻疹、气喘患者之所以会过敏发作，是因为情绪起伏，或是受到强光或温度刺激、剧烈运动等因素影响，这些都是刺激到神经系统所引起的。由此可知，过敏的发作，也可以完全不需要过敏原介入，单单自主神经错乱也会被引发。如果是过敏原介入的过敏反应，同时也会呈现局部自主神经失调的现象，所以几乎可以这么说：过敏的人一定有自主神经失调的问题，如果可以调整自主神经系统，使它处于一个平稳的状态，就一定可以减弱过敏反应（甚至根除）。

因为自主神经系统是"自主"的，例如心跳、血压、肠胃蠕动等，都是由下丘脑"自动控制"的，因此人的意志很难改变，除非通过生物反馈、冥想、引导想象、八段锦、太极拳等身心运动来调节。这些身心运动，可以使自主神经失调的过敏患者直接实现神经系统的平衡与稳定，而且不需要花费，也不占用太多时间与空间，相当值得推广。

了解为什么会过敏后，你是不是更清楚地知道，原来自己会过敏不全然是因为遗传而来，有很大一部分要归咎于环境、饮食及生活作息和压力。这样的结果同时也告诉我们一件事：过敏绝对不会治不好，只要从对的方向着手，一定可以改善，甚至根治。下一章，就让我们大显身手，开始进行过敏大作战吧！

 陈博士小讲堂

自主神经与内分泌系统的新发现

近20年来，科学界对人体的神经系统有了新发现，那就是过去被认为独自运作的神经系统、内分泌系统、免疫系统，它们与心理状态居然有密切的互动。例如，科学家发现：

1. 神经末梢所分泌的神经递质，竟然可以遥控在全身血液中循环的白细胞，而白细胞细胞膜上也有所谓的"受体"，能够接收来自遥远神经末梢所传来的信号。

2. 肾上腺虽然是内分泌器官，但在人体胚胎发育过程中，它和神经系统来自同一根源且一起发育，因此它的生理运作可以说是交感神经的内分泌版本，也就是说，肾上腺虽然位于内分泌系统，但它受到交感神经系统的影响，因而短期及中长期的压力会造成肾上腺素和肾上腺皮质醇的变化。

3. 内分泌系统与免疫系统的关系受日夜规律的影响，这也解释了为何气喘患者大多在夜晚气喘发作，难以入睡，到了凌晨却常自动缓解。

4. 有些过敏，如气喘、荨麻疹的发作并非由于过敏原介入，而是受到精神打击或情绪压力太大甚至剧烈运动所引起的。

所以，心理神经免疫学成为一个新兴的学科，却容易被分科过细的主流医学所忽视。

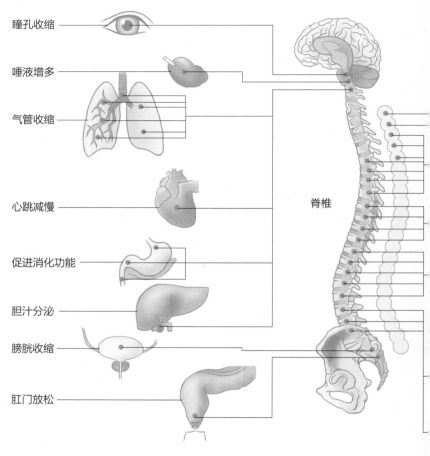

副交感神经

瞳孔收缩

唾液增多

气管收缩

心跳减慢

促进消化功能

胆汁分泌

膀胱收缩

肛门放松

脊椎

图 5-1 交感与副交感神经如何影响生理运作

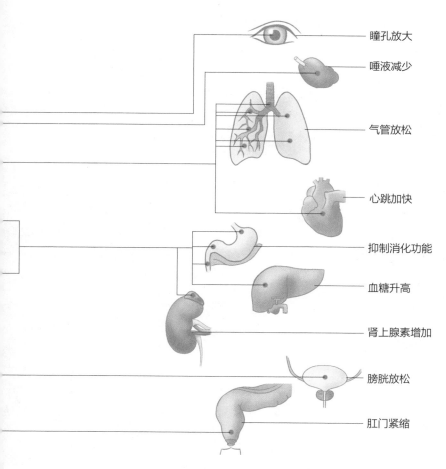

交感神经

瞳孔放大

唾液减少

气管放松

心跳加快

抑制消化功能

血糖升高

肾上腺素增加

膀胱放松

肛门紧缩

图 5-1　交感与副交感神经如何影响生理运作

过敏原：　　　　环境污染源：

尘螨　　　　　汽车废气
霉菌　　　　　甲醛、人工香料
动物毛发　　　重金属
新家具、油漆　二手烟

饮食不当：缺抗氧化剂　　　坏油多、好油少　　　饮食不当：缺乏天然黄酮、植物营养素

自由基太多　　　→　肥大细胞细胞膜不稳定

乙肝、丙肝、酒精肝、肝硬化　　　肝脏解毒功能下降　　　重金属污染

食物污染　→　体内毒素过多

饮食不当　→　缺乏酵素

压力　→　胃酸不足　　　念珠菌感染

甲状腺、肾上腺功能低下　　　局部组织交感／副交感神经紊乱　→　局部副交感神经过度兴奋

温度剧变、情绪变化、压力

睡眠不足、过劳

鼻黏膜分泌黏液鼻腔微血管充血　　　支气管收缩支气管分泌黏液呼吸道阻塞　　　眼结膜发痒，流泪

流鼻涕、打喷嚏、鼻塞

过敏性鼻炎　　　气喘　　　过敏性结膜炎

图 5-2　陈博士的过敏博览图

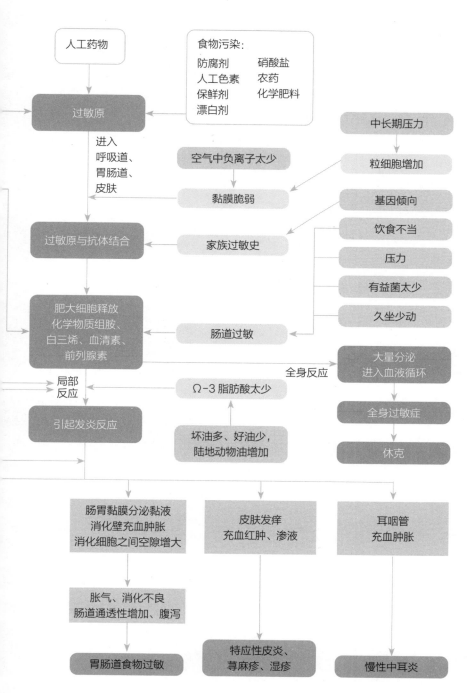

图 5-2 陈博士的过敏博览图

第6章

根治过敏大作战

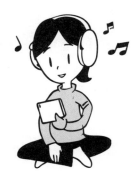

- 摆脱基因的束缚
- 根治过敏作战计划

"过敏到底可不可以根治？"这是很多人心里最迫切想要知道的答案。许多长期过敏的人都知道，这是难缠的毛病，但是难缠就一定难医吗？这可不一定。首先要看你方法对不对，而且要看你是否有耐心、有毅力要将过敏根治，动机越强，效果越好！本章是以我亲身治愈过敏为经，在美国行医的医治经验为纬，集大成的根治过敏方法，相信能让饱受过敏困扰的你，得到一帖"良方"。亲爱的读者，你准备好了吗？让我们开始展开过敏大作战吧！

　　对于现代疾病，有一大群人最关切的问题就是："过敏能不能治好？""有没有办法可以彻底摆脱过敏的困扰？"许多成年患者或小患者的父母，在向西医求诊时，也都会有此疑问。可惜的是，90%以上的西医师会告诉你，过敏无法根治，许多人甚至被断定需要长期服药，但是，这是真的吗？

　　美国的阿特舒勒医师在他的著作《均衡的痊愈》（*Balanced Healing*）中曾说过："治疗过敏最好的方法通常在另类医学里。"

　　在美国，数以千计的自然医学医师、针灸医师、顺势疗法医师、整脊医师，也会告诉你相似的答案：根据临床的经验，正统西医对于过敏急症的处理有几乎不可被取代的角色，但是西医可以治愈过敏吗？西医在抑制过敏症状上，可能有立竿见影的效果，只不过用药的副作用与后遗症让许多人无法接受。从中医和针灸的角度来看，只要辨证正确以及针灸技术纯熟，针灸与中药就可以达到治疗过敏的不错效果，但中医对于饮食与生活形态的调整，则显得较为不足。自然医学医师同样也可以用草药或是同类疗法制剂及物理疗法，来达到快速舒缓过敏的效果，但是他们最大的贡献在于，告诉患者如何调整偏差的饮食与生活形态，因为这些才是导致过敏的根本原因。

总之，不论是中医方剂、针灸还是自然医学疗法，各种医师对治疗过敏都各有所长。如果能够取长补短选出最适合你的方法并彻底实行，那么消除过敏症状并不是梦想，而且还能慢慢转换过敏体质，让你一辈子不再为过敏所苦。

第一节　摆脱基因的束缚

虽然我之前曾提过，过敏体质主要来自遗传，而遗传基因是不可能改变的，所以一般医师才会说，过敏几乎医不好。但我先前也曾解释过，基因虽是祖先遗传的，但是为何我们的祖先不会发病，而是到了我们这一代才饱受摧残？所以问题的根本不在于基因，而在于其他因素。

想要根治过敏，首先就应该放下遗传基因作祟的想法，让自己努力朝其他可行的解决方案行进！

第二节　根治过敏作战计划

你在依照第 2 章的方式检测自己的过敏原及过敏体质后，就有正确的方向向过敏宣战了。想要根治过敏，首先应该从环境着手，其次是调整身体的功能以及心理的状态。我在此归纳出四大战略：（一）避开过敏原与污染源；（二）减轻全身过敏总负担；（三）减少发炎的可能；（四）调整"心理神经免疫系统"。只要能够长期做好这四点，相信过敏就不会再找上身！

扫码回复"根治"
了解更多治敏战略

战略一　避开过敏原与污染源

勤打扫，尤其是卧室、客厅、书房的死角

"时时勤拂拭，勿使惹尘埃"这样的话虽然是老生常谈，但我发现大多数人打扫环境的方式根本不够彻底。或许平常的打扫方式对没有过敏困扰的人来说已经够干净了，但对会过敏的人来说还是会藏污纳垢，例如沙发后面的死角、柜子下方的尘埃等，有时风扇一吹或拿个东西，就会使架子上、桌子下、床角、柜子上面的尘螨扬起。因此，在打扫环境的时候，要将所有看得到或是看不到的角落全部清扫，最好使用水溶式吸尘器。它比一般吸尘器的清扫效果更好，将灰尘吸入水中溶解，达到百分之百的除尘效果，不像其他吸尘器会将灰尘从出气孔排出，造成二次污染。水溶式吸尘器也比抹布更能清除角落尘螨，千万不要用鸡毛掸子。以台北市的落尘量估计，最好可以每周打扫一次以上。只要打扫好一个房间，就先让过敏的人躲到那个房间，再进行其他房间的打扫工作。

另外，卧室的清洁要特别维护，因为我们一辈子有三分之一的时间都待在其中，最好时时保持清洁。过敏的人的卧室布置越简单越好（最好只有一张床、一个床头柜、一扇窗），这样不但方便打扫，也可以避免死角藏污纳垢。如果有柜子的话，记得选购有门的柜子，以免灰尘累积在柜内。

 陈博士小叮咛

1. 被单、床单、枕头套每周用热水清洗，这样可以达到杀死尘螨的效果。

2. 吸尘时不要漏了床底下。

3. 柜子内不可发霉，也不可放樟脑丸，可用电子除湿器来除湿与除臭。（市售的樟脑丸其实都是化学制成的萘丸，会致癌。）

4. 纱窗的清洁也要注意，定期打扫才能保持干净。

 陈博士小讲堂

越忙的时候，越要保持室内干净

这有点难，通常人们越忙的时候，越没时间打扫室内环境，所以越脏乱，屋子里的粉尘棉絮也越多。但就是在这种最忙碌的时候，肾上腺素越枯竭，所以越容易产生过敏。不只是过敏，通常这时候也最容易感冒或生病。到底要怎么办呢？

对策一：花钱，请清洁公司或专人来打扫。

对策二：再怎么忙，也要尽量保持东西归位，善用书架、橱柜与整理盒，每件东西有它固定的位置，用完就归位。每周整理

1～2次，记得要用水溶性吸尘器，绝不可用鸡毛掸子。

对策三：逃离！也就是说，再怎样忙，也要保有一个干净清幽的地方，每天可以去清心一下。这个地方可以是简约朴素的卧室，也可以是后院树下的躺椅或公园的某个角落。如果会打坐或祷告，也是一种沉淀心思的方法，免疫力才能维持在最佳状态。

使用空气负离子发生器

空气滤清器内有滤网可以过滤空气中的尘螨、皮屑，虽然美国医学界大力推荐，但我个人认为其效果有限，因为它的风扇会扬起灰尘，在滤清空气的过程中，让人相当不舒服，所以最好的方式还是勤加打扫。

陈博士小叮咛

如果不是紧邻车水马龙的路边，开窗的效果其实很好，特别是窗外有大片绿色植物的地方。

空气负离子发生器则是非常好的帮手，因为负离子可以黏附空气中的微粒并中和过多的正离子，不但能除臭，而且负离子会使呼吸道黏膜舒畅稳定。许多现代办公大楼都是密闭式建筑，建筑物与日常生活中的化学物质总是滞留在空气中，而且电脑、打印机等设备所产生的正离子会使黏膜脆弱，引起许多问题。美国在 20 世纪 80 年代开始注意到这个问题，并将这种现象称为"病态建筑综合征"，但是这些问题目前仍普遍存在。想要改善，少用含化学溶剂的地毯、清洁剂，常开窗使空气形成对流，使用足够功率的空气负离子发生器等，都是解决的办法。

不养有毛的宠物，可以多种植物

宠物虽然可爱，但藏在猫狗等动物毛屑中的过敏原让人受不了，所以会过敏的人，家中一定要避免养猫、狗、鸟、兔、鼠等有毛的动物，如果是鱼、乌龟等无毛的动物则无妨。

我建议，如果可以的话，改种植物会是不错的选择。因为不开花的观赏植物几乎不会引起过敏反应，而且根据美国航空航天局历经 25 年的研究，许多植物可以去除甲醛，另外，波士顿蕨、菊花等可去除甲苯，而黄椰子、蝴蝶兰等可消除空气污染。室内植物既可以净化空气，又赏心悦目、可以舒缓情绪，可以说是一举多得。表 6-1 为常见室内植物净化空气能力总表，提供给读者参考。

表 6-1　市售 50 种常见室内植物净化室内空气能力总表

植物种类	单位叶面积滞尘能力	二氧化碳移除速率	移除挥发性有机物 VOC				
			甲醛	三氯乙烯	氨	二甲苯	甲苯
铁线蕨	★★★★★★	★★	√	不详			
白马粗肋草	★★★★	★★★★★	√	不详			√
黑叶观音莲	★★★★★	★★★★ ★★★★	√	不详			
火鹤花	★★★	★★★	√	不详	√	√	√
金脉单药花	★★★★★★	★★★★★ ★★	√	不详			
台湾山苏花	★★	★★★★★★	√	不详			

植物种类	单位叶面积滞尘能力	二氧化碳移除速率	移除挥发性有机物 VOC				
			甲醛	三氯乙烯	氨	二甲苯	甲苯
丽格秋海棠	★★★★★★★	★★★	✓	不详			
铁十字秋海棠	★★★★★★★★★★	★★	不详				
虾蟆秋海棠	★★★★★★	★★★★★★	不详				
孔雀竹芋	★★★★	★★★★★	✓	不详	✓	不详	
袖珍椰子	★★	★★★★★★★★	✓	✓	✓	不详	✓
中斑吊兰	★★	★★★★★★★	✓	不详			
娃娃朱蕉	★★★	★★★★★	不详				
变叶木	★★	★★★★★★★	✓	不详			
仙客来	★★★	★★★★	不详				
秋石斛	★★★	★★	不详				
盆菊	★★★★★★★	★★★★★★★★★	✓	不详	✓	不详	✓
喷雪黛粉叶	★★	★★★★★★★	✓	不详		✓	✓
柠檬千年木	★★★★	★★★★★	✓	✓	不详	✓	✓
中斑香龙血树	★	★★★	✓	不详	∨	∨	∨
彩虹朱蕉	★★★★★★	★★	✓	✓	不详	✓	✓
万年竹	★★	★	不详				

植物种类	单位叶面积滞尘能力	二氧化碳移除速率	移除挥发性有机物 VOC				
			甲醛	三氯乙烯	氨	二甲苯	甲苯
绿萝	★★★	★★★★★★	✓	不详			
一品红	★★★	★★★★★ ★★★★★	✓	不详			
白斑垂榕	★★★★★	★★	✓	不详	✓	✓	✓
印度橡胶树	★★★★★	★★★★★ ★★★★★	✓	不详			
琴叶榕	★★★	★★★★★	✓	不详			
薜荔	★★★★★ ★★★★	★★★★★ ★★	不详				
白网纹草	★★★★★ ★★	★★★★	不详				
非洲菊	★★★★	★★★★★ ★★★★★	✓	✓	不详	✓	✓
擎天凤梨	★★	★★★★★★	不详				
常春藤	★★★★	★★★★★	✓	✓	不详		✓
绣球花	★★★★★	★★★★★ ★★★	不详				
嫣红蔓	★★★★★ ★★★	★★★★★ ★★★★★	不详				
长寿花	★★★★★ ★★	★★★★	✓	不详			
龟背藤	★★	★★★★★ ★★★★★	不详				

植物种类	单位叶面积滞尘能力	二氧化碳移除速率	移除挥发性有机物 VOC				
			甲醛	三氯乙烯	氨	二甲苯	甲苯
波士顿蕨	★★★★★	★★★★★ ★★★★★	√	√	不详	√	√
马拉巴栗	★★★★★★	★★★★ ★★★★	√	不详			
西瓜皮椒草	★★★★	★★★	不详				
皱叶椒草	★★★★★ ★★★★	★★★★★ ★★	不详				
心叶蔓绿绒	★★★	★★★★★ ★★★★★	√	不详			
冷水花	★★★★	★★★★★★	不详				
鹿角蕨	★★★★	★★★★★	不详				
福禄桐	★	★★★★	不详				
西洋杜鹃	★★★★	★★★★ ★★★★	√	不详	√	不详	√
非洲堇	★★★★★ ★★★★★	★★★★★ ★★★★★	不详				
辐叶鹅掌柴	★	★★★★★ ★★	√	不详			
大岩桐	★★★★★ ★★★★	★★★	不详				
白鹤芋	★★	★★★★★ ★★★★	√	√	√	√	√
白蝴蝶合果芋	★★★	★★★★★	√	不详			

★越多表示滞尘能力或二氧化碳移除速率越高，√表示已有文献证实具有净化能力，「不详」表示尚未具实验证据。

（资料来源：台湾地区环保部门）

不用人工香水或化学溶剂萃取的香精

过敏的人对人工香水相当敏感，严重的人甚至会引起呼吸困难的反应。因此患者自己与家人、朋友、同事，最好都要避免使用人工香水、含有人工香料的洗发水、香皂、洗衣粉、发胶及用化学溶剂萃取的精油，也要避免食用含人工香料或防腐剂的饮料、零食等。如果一定要用香水的话，建议选用由天然成分制成的香水。

在我的美国诊所里，我要求同事一律不擦香水，也尽量不要浓妆艳抹，以免让患者有不舒服的感受，我也禁止来看诊的患者擦香水，因为其他患者可能会受不了。另外，有些花香（例如百合花香），虽然是天然的，但因为香味太过浓郁，对敏感的人来说仍是一种负担。另外，有些人虽然对花香不过敏，但对花粉有过敏反应，所以室内植物如果会开花的话要特别注意。

使用无毒建材

你或许不知道，室内装修所用的木板、地毯、窗帘、黏胶、油漆都充满对人体有害或会导致过敏的物质，最常见的为甲醛和甲苯等挥发性有机物、石棉、悬浮微粒等。因此，如果你家里或是公司要装修，建议选用"绿建材、环保建材、无毒建材"。

可惜很多装修师傅都还没有这样的认知，为了坚持使用无毒的溶剂与三合板，读者可能要自己找建材，还要不断地和装修师傅沟通。很多装修师傅的观念一时很难改变，因为他们已经用惯了甲苯、松香水、含铅油漆、含甲醛的木材等，所以要他们改用其他绿建材或其他环保工法时，他们的第一个反应通常是绿建材太贵，第二个反应是这样子不可能做。很多时候，他们虽然没说不可能，但他们会嫌环保漆不好用、绿建材合板不耐用、环保胶不够黏等，暗示客户不要自找麻烦。但其实这是教育的问题，台湾地区环保建材近几年已大大进步，只要有心，我们就都可以找到合适的绿色建材。

陈博士小叮咛

　　1. 别把日光灯打破了，因为日光灯里含汞，如果不小心打破了，吸入身体会造成汞中毒，留在地板上会持续在空气中释放汞蒸气，对神经与免疫系统有不小的危害。如果有废弃的日光灯管的话，请务必交给清洁队的资源回收车、登记合格的回收商或交由日光灯的经销商进行逆向回收，以免日光灯所含的汞及荧光粉造成污染。

　　2. 硅酸钙板是台湾地区最常见的居家建材之一，经济实惠、耐用又防火。但选用时，务必使用不含石棉的材质，否则石棉会导致肺病甚至肺癌。

　　另外，这些有害的化学溶剂也常用于新家具、新车内装、地毯或新衣裤、床单、被套中，解决的办法是：一，能洗就洗，例如新衣物一定要洗过才穿；二，放在高温下让有害气体挥发，例如新车尽量在太阳下曝晒并开窗通风，新装修的房子用电扇吹几天，尽量开窗让新鲜空气进来；三，柜内或车内放置可除臭的木炭来吸附有毒气体，并定时将木炭放在太阳下曝晒，以便有毒气体挥发。

少吸入车辆尾气与工厂废气

　　上班上学的时候，最好要避免吸入车辆尾气，等公交车或骑车的人不妨戴口罩，开车的人则应设定车内空气循环，不要与车外对流。在选择居住与上班环境时，尽量远离工业区、工厂或大马路边。

尽量居住在空气清新的大自然环境中

如果可以选择居家的话，尽量搬到靠近山、水、草、树的大自然环境中。现在有越来越多的上班族选择搬到乡下去住，为的就是寻找清新的环境，并远离大城市的尘埃与压力。如果无法搬家，那也尽量保持住宅空气清新，并在假日里多到大自然走走。

从医学专业的角度来看，当人接近绿色植物一两米，或是到树木、花草等大自然环境中时，全身的交感神经马上放松，副交感神经会比较旺盛，因此非常适合自主神经失调的过敏体质，如能长期处在大自然环境中，可达到预防与治疗过敏的双重效果。

室内与车内严禁二手烟

香烟的味道与微粒会黏附在地毯、墙壁、家具里，这对过敏的人会是很大的刺激，因此有过敏体质的人，一定要严禁任何人在室内或是车内抽烟。

 陈博士小讲堂

有没有毒，身体会知道!

欧洲的煤矿工人采矿时，一定会随身携带一只金丝雀。为什么呢？原来金丝雀很爱唱歌，总是唱个不停，如果它在矿坑中唱着唱着就停了，这时所有的煤矿工人便会拼命往外跑，因为金丝雀已经晕倒了，表示矿坑中有毒气体外泄。代谢快的金丝雀成了警报器，但也是煤矿工人的救命之宝。

我们人体的代谢率并不像小动物那么快，但还是有一定的察觉力的。我们可以用下面两种方法得知，是否处在有毒的环境之中。

第一，遇到毒素时，我们可以用把脉的方式做检测。做法是用三根指头轻按自己的颞（niè）动脉（在太阳穴的位置）。一般中医把脉是轻按手腕的桡动脉，但一般人不容易察觉桡动脉微小的变化，所以建议读者可以试试颞动脉。

当我们遇到过敏原或毒素时，颞动脉会加速跳动起来，像吉他弦一样，这种脉象就是"弦脉"。中医说"弦脉"主肝，也就是说，如果出现弦脉，就是肝脏或肝经的问题。这是因为过敏原或毒素进入我们的身体时，就会启动肝脏来排毒，脉象就会有所变化。这种脉象相当准确，其灵敏度比自己的鼻子或任何感官还要高。所以我常教导我的患者借此检查环境中有没有过敏原或毒素的存在，或是检查肝脏是否过于劳累。

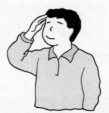

第二，自然医学也可以借由身体的神经反应得知有无毒素的存在。例如我们遇到过敏原或毒素时，心跳会加快，这也是一种判别的方式。

用三根指头按颞动脉
监测过敏原或毒素

战略二　减轻全身过敏总负担

促进全身解毒功能：肝、肾、肠、肺、皮肤

肝、肾、肠、肺、皮肤，可以说是人体的五大排毒器官，因此，要排毒可以从这些器官下手。一旦身体中的毒素减少或是清除了，我们的身体就会提高对过敏的耐受度，过敏自然就不会那么容易复发了。

肝脏排毒法

每天吃大量的有机新鲜蔬果或喝有机蔬果汁。由于新鲜蔬果汁偏寒凉属性，因此若是寒性体质的人，可在果汁中加入生姜或肉桂粉一起打成汁，以免患有越喝体质越寒的后遗症。

补充可强化肝脏解毒功能的营养补充品，例如我在美国的诊所就常用一种超级排毒配方，其中含有 38 种天然成分。

服用苦茶油加柠檬汁，以刺激肝脏排放胆汁，同时将多余残留的毒素从肝脏排出，并经由大便将毒素带出。最好可以在喝下苦茶油加柠檬汁的一个小时后，再喝下由纤维粉冲泡成的汁，这些纤维会在肠道中将肝脏所排出的毒素吸附，形成大便排出体外，否则毒素在大肠中逗留太久，又会被肠壁回收，那就前功尽弃了！

肾脏排毒法

促进肾脏排毒的方法很简单，只要每天喝 1.5～2 升的小分子洁净水，把毒素通过尿液排出即可。建议使用好一点的滤水器，彻底将水中的重金属、农药、二噁英等污染源过滤掉。可惜的是，现代人因为工作忙或没喝水的习惯，几乎很少喝足 1.5 升的水。在此建议读者，不妨将每天要喝的水装在一个或两个玻璃瓶里，从早晨起到晚上睡觉，只要一想到就喝，尽量在一天内喝完这些水。几天下来，你就慢慢知道每天要喝多少水，隔多久要喝一次，习惯养成后就好了！不过，话说回来，有肾病的人不能喝太多水，否则会增加肾脏负担，甚至造成"水毒"的症状。

肠道排毒法

促进肠道排毒的方法是，三餐吃大量含有膳食纤维的食物，例如绿色蔬菜（小白菜、空心菜、芥蓝、甘蓝、花椰菜等）、竹笋、笋丝、根茎类食物（木薯、萝卜等），并将白米改成糙米或是五谷杂粮。膳食纤维会促进肠胃蠕动，而且是形成粪便的主体，使食物残渣不会在肠道内逗留太久（一旦食物逗留太久，会因细菌发酵而产生毒素，大便也会比较臭）。要养成每天至少排便一次的习惯，而且留意大便是否成形（最好是香蕉状，不是颗粒状，不是铅笔状，也不是散落一堆，更不是腹泻、水便或黏稠状）、排便时是否有通畅感与舒适感。只要我们保持肠道通畅，毒素自然就不易在肠道内累积。如果因为在外就餐或其他因素无法吃到大量的蔬菜，建议读者购买有机蔬菜粉或是纤维粉来补充。

肺脏排毒法

尽量处在空气清新、负离子较多的环境中，可使用负离子浓度检测仪，测测看你居家或办公环境中的空气负离子含量，并建议使用空气负离子发生器。

养成呼吸缓慢但较深沉的方式。

最好学习如何腹式呼吸，也就是吸气时胸部不动，腹部突出；呼气时胸部依旧不动，腹部凹入，并且时常练习，既可以促进肺排毒又可以按摩内脏。

皮肤排毒法

皮肤排毒法可分为主动和被动两种，主要的做法介绍如下。

主动皮肤排毒——促进皮肤排毒的最好方法，就是多流汗。想要多流汗，不妨试试下面几种方法：第一，养成有氧运动的习惯，例如健走、慢跑、爬山，若场地有限，也可在家中跳绳、打乒乓球、打羽毛球等。（不过要记得循序渐进，因为有些过敏会经由剧烈运动而诱发。）第二，常泡桑拿或泡温泉，尤其在不容易出汗的冬天，更加重要。市面上有一种简便的家庭桑拿烤箱，以及温泉包等，相当方便，且卫生又经济，读者可以参考。（不过，在浴缸里倒入温泉包之前，一定要将热水中的氯元素过滤掉。）第三，最好在有氧运动后（打完球或是使用完跑步机）再做桑拿，那就更能把深层毒素从体内经由汗液排出，可说是最佳的排毒组合。

被动皮肤排毒——第一，洗澡时，用天然丝瓜布（丝瓜络）轻轻刷洗身体，这种刷洗可扩展皮表毛细血管等，将囤积在皮下毛细血管内与淋巴管内的过敏原或毒素带到血液循环中，进而排除。第二，刮痧的原理与丝瓜布刷洗类似，但更激烈。经由刮痧，有毒素的皮肤部位很容易产生皮下出血，刮完后你将会感到舒畅，因为身体的毒素已被释放到破裂的毛细血管中，等白细胞来清除。

找出潜藏的慢性食物过敏原

要根治过敏，就一定要找出慢性食物过敏原不可。我在第 2 章中曾详细介绍过，你可以选择用 ELISA 抽血检测或白细胞反应抽血测试（花钱不费力）或低敏食物＋食物挑战（费力不花钱）的方式来找出自己的过敏原。但如果真的无法做到，至少可以先采用低敏饮食法，尽可能避开以下常见的食物过敏原：

1. 牛奶制品：鲜奶、奶粉、植脂末、乳酪。

2. 小麦制品：面包、面条、馒头、包子、水饺。

3. 海鲜：贝类、鱿鱼、花枝、虾、蟹，当它们不新鲜时人更容易过敏。

4. 花生：花生、花生糖、糙米浆。

5. 芒果：新鲜芒果、罐头、芒果干。

6. 凤梨：新鲜凤梨、罐头、凤梨干。

7. 酵母：啤酒、发糕。

8. 黄豆制品：豆浆、豆腐、豆干、豆花。

9. 鸡蛋：蛋糕、蛋饼、蛋挞、皮蛋。

10. 玉米：新鲜玉米、爆米花、玉米罐头、玉米糖浆、玉米油、麦片。

11. 蘑菇：新鲜蘑菇、蘑菇酱。

12. 茄科植物：番茄、茄子、青椒、彩椒。

在未彻底查出食物过敏原之前，一定要约束口欲，少吃这些食物，并以下列食物作为替代：

1. 淀粉类：糙米、小米、荞麦、燕麦、米粉、粉丝、番薯、木薯。

2. 蛋白质类：大酱、瘦肉（无污染）。

3. 蔬菜类：所有叶菜类。

4. 水果类：所有水果，除了芒果、凤梨之外。

5. 脂肪：亚麻籽油、鱼油、冷压橄榄油、冷压苦茶油。

另外，有些人会有食物不耐受或对化学物过敏，这些并不是典型的过敏反应。解决的方式是，如果是乳糖不耐受患者，在吃到奶制品的同时补充一颗"乳糖酶"即可消化乳糖，避免腹泻腹痛的症状产生。对化学物过敏的人则要尽量避免吃到味精、防腐剂、增色剂（人工色素）、人工香料、保鲜剂（二氧化硫）等，因此在购买食物时一定要详读包装说明。外出饮食时，也要提醒餐厅老板不要加味精。

解决其他过敏问题

通常过敏患者可能同时存在多种过敏症状，例如鼻炎加气喘、鼻炎加皮肤过敏等，严重的人甚至会合并自体免疫症状（类风湿关节炎、干眼症、系统性红斑狼疮等）。如果你发现过敏症状无法得到控制或根除的话，可能是还有其他过敏存在，最好可以一并处理。

确认有无念珠菌感染

念珠菌感染会干扰免疫系统，使过敏症状恶化，所以如果有胯下痒、严重足癣或是灰指甲，口腔内有白色块状物，妇女有明显白带等，就可能是念珠菌感染的问题。对付念珠菌最好的方法就是禁吃甜食，因为糖是念珠菌的养分，人一旦不吃糖了，念珠菌就会"饿死"。不过，念珠菌是非常难缠的菌种，有时经过半年禁食甜食之后，念珠菌感染好像已经痊愈，其实它的菌株还是在黏膜中，此时，只要再摄取一些甜食，感染又会复发。所以真要根除念珠菌的话，必须在症状消除之后继续维持疗法一两年才行。

战略三　减少发炎的可能

所谓发炎，是人体对抗外来物或体内老旧坏死细胞的正常反应，但是失控的发炎会为身体带来许多不适甚至危险。以下方法可以帮助我们的身体处在最好的调控状态。

稳定肥大细胞

想要稳定肥大细胞，可以每天服用维生素 C500 毫克、天然黄酮 250 毫克，这是一次的剂量，每天可视情况服用 3 ~ 6 次，急性发作时甚至可以更高。如果可以服用槲皮素，效果会更好，每次剂量 250 毫克，每天 1 ~ 3 次。优质槲皮素若取得不易，可用野生玫瑰花瓣萃取物代替，日本研究显示，一天 500 毫克即有明显效果。另外，每天饮用海豹油、鱼油或亚麻籽油 15 毫升（约一汤匙），于睡觉前服用，也可以让肥大细胞稳定。

减少自由基

想要减少自由基，除了不能熬夜、多食用有机蔬果外，还要避免过多紫外线（例如早上十点到下午两点的阳光）照射。另外，必要的时候也可以补充抗氧化剂（维生素A、C、E，与硒、锌、原花青素以及植物营养素）。这些都有助于减少体内的自由基到处流窜，造成伤害。

避免精糖或甜食

由于葡萄糖与维生素C具有相似的结构，而且都是通过相同管道进入细胞的，因此互有竞争性。当身体需要维生素C（例如发炎或过敏反应）或维生素C不足时（例如新鲜水果摄入不足），如果我们又吃下过多甜食，将使维生素C捉襟见肘，导致过敏或其他发炎反应更为严重。所以，想要避免过敏，就要避免食用糖分越高的食品、越精制的淀粉类食品。另外，也要完全戒掉含糖饮料、糖果、蛋糕、饼干等食物。若迫不得已一定要加糖，我的建议是加优质的代糖，例如赤藻糖醇、麦芽糖醇、异麦芽寡糖、木糖醇、低聚木糖，不要使用糖精、阿斯巴甜、蔗糖素等不利健康的代糖。

 陈博士小叮咛

　　选购维生素C含片、粉末或饮料时，请避免买添加糖分的维生素C，因为为了口感用甜味压抑酸味，却也因此连带地降低了疗效。木糖醇等优质代糖不会有这个问题，是最佳的维生素C搭配甜味剂。

多吃好油、少吃坏油

吃好油的好处与吃坏油的坏处，我在前面已经有详细的说明了，在此不再赘述。只是要再次提醒读者，所谓的好油是指未氧化、未氢化、未精制、未发霉、未以化学溶剂萃取的冷压苦茶油、橄榄油、椰子油、亚麻籽油、鱼油与海豹油等。而坏油是指经油炸氧化、原料发霉、超过保存期限而氧化、部分氢化与高温精制的一切油脂。记住这样的原则，相信你就可以为自己找到好油，减少身体过敏的机会。

服用天然消炎药物

大量的维生素C、天然黄酮、槲皮素（或是野生玫瑰花瓣萃取物）是强有力又无副作用的天然消炎营养品，它们广泛存在各种新鲜蔬果中，但因蔬果中又含有许多其他物质，例如纤维、水分、糖分、其他酸类，如果用来紧急对付过敏，效果可能会受到干扰，不如口含或咀嚼上述天然营养品的浓度来得高。但若长期用来预防过敏的话，新鲜蔬果还是不错的选择，只不过要特别留意，这些藏于自然界的消炎物质，会随着高温烹煮而被破坏，因此只有吃新鲜蔬果，效果才会好。若无法做到的话，最好退而求其次，以口服营养补充品来弥补饮食中的不足。

另外，凤梨与木瓜中含有大量的消化酵素，可以消化分解血液中容易导致发炎的物质或发炎的代谢物。如果是对凤梨、木瓜不会过敏的人，我建议可以经常空腹食用，或是补充酵素营养品。空腹时服下，能够帮助分解血液中的黏稠物质，而酵素和正餐同时食用，则可帮助消化肠道内的食物。

短期断食

我非常推荐断食，因为这符合大自然的规律，而不是违反人性。你想想看，自然界的动物生病时的反应，大多是断食、喝水、休息不受干扰、吃草药，这是自然的修补法则，人类也是动物的一种，自然也有这种本能。你若心思细腻、感触敏锐，将会发现，当你有食物过敏、鼻子过敏、皮肤过敏等症状时，会觉得食欲下降、胃口变差，此时你最应该做的，就是少吃一些、吃清淡点，可以的话，最好是完全断食，只喝水，给身体休息以及重新启动的机会。

若从生理学的角度来看，食欲下降是因为发炎导致细胞激素（IL-2、TNF……）等分泌增加的结果。此时若能减少食物摄取，身体就不必一直耗费体力去消化与吸收新进来的食物，而能将全部精力集中在处理问题（例如消炎）上。

有些人过敏发作时反而食欲大增，通常是因肠道内养分代谢失衡所引起的不正常反应，最常见的为吃甜食上瘾。这虽然也是一种身体的暗示，但这是不正常的暗示，应该及早矫正。

 陈博士小讲堂

两天的周末断食法，轻松试试看！

有些人一想到要两天不吃东西，心里就很难受，其实那只是心理上的感觉罢了。事实上，我建议读者可以试试断食简易版，体会一下断食的好处！断食期间，不用体力与脑力，最好请假在家或在周末进行，因此，最佳的入门方法，是星期五中午吃饱一点，星期五晚上开始断食。

星期五中午：可以尽量吃到饱，让自己有饱腹感。如此一来，晚上自然没有太强的食欲，就可以顺其自然地断食，不会觉得太难受。

星期五晚上：开始断食，只喝水，早点上床睡觉。

星期六全天：在家好好休息、睡觉，什么事都不要做，帮助自己度过难熬的第一天。

星期天白天：应该是舒服的一天，不会肚子饿，精神很清爽，但体力比较弱，不宜动体力与脑力。

星期天晚上：开始吃些流质的、不油腻的食物，例如葱粥汤和无纤维的蔬果汁，让身体机能慢慢恢复，以便恢复到正常运作状态。

星期一早上：可以吃质地较软的水果，或是稀饭。

虽然这样的断食时间很短，但可以让肠胃休息两天，门槛低，容易入门，对于体内过敏原和毒素累积比较少的过敏问题或自体免疫性疾病，两天就可以看到效果。虽然还是不如断食中心的医疗断食来得彻底，但是如果多操作几次，也会有不错的总效果！

我在第3章中已经详细地介绍过清水断食的好处，以及如何进行断食疗法，有需要的读者可以再回到第3章详读。请记住，每隔一段时间的断食，将有助于身体排清毒素、恢复正常机制。要快速、彻底地消除过敏症状，为期两天的周末断食法是不错的选择，忙碌的现代上班族可以一试。

战略四　调整"心理神经免疫系统"

这是一门新兴的学问，主要处理身心与神经和免疫系统之间复杂且微妙的关系。

调适压力，稳定神经与内分泌系统

适当的压力是成长的动力，但过度的压力会加速人的老化并使人生病。压力人人都有，但每个人对压力的认知与感受是不同的。

"压力源"指的是造成压力的客观来源，例如夫妻感情不好、孩子不乖、经济拮据、老板很凶、考试、裁员等。像全球金融风暴所带来的经济压力、股票崩盘、裁员滚滚，逼得很多人想不开，这就是一个巨大的压力源。

"压力的认知"表示某人对压力的主观解释，例如同样一件事情对 A 来说可能没什么大不了的，但对 B 而言，就如同天塌下来了一样。又例如，同样被裁员，A 可能会想"不如先放下身段去打临时工"，裁员对他来说，所形成的压力并不会很大；但 B 可能会认为"努力了半辈子，心血全都白费了，这一生已经完蛋了……"，他的压力就非常巨大了。

"压力感受"指的是压力是否在某人的心理上或生理上有很深的影响，因为有些人心理与生理的耐受力很强，但有些人很弱，容易让压力直接影响心理神经状态或是生理的运作，这类人可能更需要"心药"来医治。表 6-2 是常见的造成压力的生活琐事，如果可以找到心药纾解的话，将能减少压力源所带来的身心疾病。

表 6-2　现代人常见的压力来源和纾解方法

压力源	纾解源
新房子装修、搬新家	常运动
忙碌的旅游行程	有稳定的异性关系
周期性的情绪起伏	最近加薪
有些事情难以下决定或个性犹豫不决	有固定聚会
家中有人最近失业	学习新知识或培养兴趣

压力源	纾解源
常常面临交作业或报告的截稿压力	有好朋友
有被裁员的可能	常听音乐
有些事被拖延	有独处时间与空间
要求完美、好胜心强	受同事、朋友、家人认同
生活改变	常接近大自然
课业负担	时间不紧迫
心爱的人死亡	天气晴朗
财务有压力	洗澡时间不受干扰
缺乏亲友支持	有零用钱可以随意花
交通堵塞、通勤时间较长	庆典节日
悲观	升职
家事做不完	有假期
政治压力	有本好书可读
家庭纷争	有高品质的睡眠
照顾年老双亲	有宠物

　　我在第5章中曾经说过，压力会导致我们的自主神经失衡，进而造成过敏体质，所以要医治过敏，懂得纾解压力也是一个不容忽视的"疗法"。

寻求亲友支持

　　俗话说："在家靠父母，出外靠朋友。"这句话说明了一个人在社会上立足，绝对少不了亲友的支持系统，尤其当心理、情绪方面遭受压力时，如果有亲朋好友可以诉苦，势必能帮助解开心结，避免引发心理上的失衡与神经内分泌失调。如果亲友的支持系统已经不足以疏导压力，必要的话，也可以寻求心理咨询师或专攻心理领域的自然医学医师协助。

 陈博士小讲堂

不要忽视孩子的压力

有一天，我心血来潮，问念小学二年级的女儿：你有压力吗？出乎我的意料的是，女儿说，她有五个压力。第一，同学笑她写字太慢（追问之下原来是同学急着要出去玩，她草率交卷）。第二，担心好朋友不跟她玩。第三，妹妹老是抢她的玩具。还有第四、第五……

我有一个患者，成绩名列前茅，看来很温顺。我问她有没有压力，她说"不知道"。我又问她有没有爱好或兴趣，她说"还好"。她的过敏颇严重，所以她一定有压力，但不会表达。很多在父母的强势管教下长大的小孩，不会表达压力，但压力其实是存在的，久而久之就会转化成生理问题。

现代人连小孩都有压力，更何况成年人？在我的诊所中，我常常花一半以上时间处理压力，因为很多人的高血压、糖尿病、过敏、气喘、癌症，根源竟然都是压力。治病要求治本，心病还是要心药医。

同样的压力源，有些人认为没什么大不了的，有些人却会出问题。要解压，首先要认清压力源，然后逐一解决。

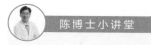

过敏和负面情绪有关

身、心、灵是一体的、相通的，心理压力和生理疾病会互相转换。

现代人由于竞争激烈、人际关系复杂、压力过大，导致"负面情绪"居多，例如嫉妒、易怒、恐惧、猜疑、敌意、冷漠、无助、悲伤、忧郁、本位、固执、欺骗、傲慢、霸道、偏袒、否定、反复等。

相反，健康的"正面情绪"很少，例如爱、关怀、宽恕、包容、感恩、欣赏、称赞、愉悦、喜乐、幽默、利他、支持、认同、信任、平静、稳定等。

我常比喻，负面情绪就是心里的垃圾，如果不倾倒，就会生病。请问：你会把家里的垃圾堆积在客厅吗？不会，你会把它打包好，每天固定时间丢给垃圾车拉走，否则，垃圾会发臭长虫。一样的道理，负面情绪需要每天倾倒。当你心情苦闷时，一定要向他人倾诉，这个人可以是伴侣、好朋友、父母、子女、兄弟姐妹，甚至是宠物，但就是不可以压在心里。

让自主神经系统正常化

局部热疗（鼻炎、气喘）、冷热疗（过敏性皮炎）

局部热疗：使用热毛巾、热敷包、远红外线、温灸或以泡热水澡的方式加热身体的某些部位，除了可促进局部血液循环，也可使紊乱的自主神经稳定下来。鼻炎患者可热敷鼻子、眼下、额头等部位（注意：眼睛不可热敷）；气喘患者可热敷前胸、上背部等部位。这种热敷通常适用于怕冷体质的过敏患者，或是局部一寒冷或着凉就会诱发过敏的人。

少数鼻炎患者可能会觉得冷敷比热敷来得舒服，这是因为他们的体质可能属于实热或湿热，不妨试试冰敷。但要小心，若无效必须赶紧恢复热敷。气喘患者绝对不可以冰敷，尤其不能冰敷前胸或是上背部，或是用冰冷的水冲洗这些部位，否则很容易诱发气喘。

冷热疗：有些皮肤过敏患者对热敷反应较好，有些对冰敷反应较好，有些则觉得热敷 3 分钟、冰敷 30 秒，这样连续循环的效果比较好。基本上，要顺应个体差异，以每个人的反应和喜恶为主。但对于胸、背、腹部等重要脏器部位应以热敷为主，若要冰敷，则实施上述的冷热交替法（热敷 3 分钟、冰敷 30 秒）比较安全。

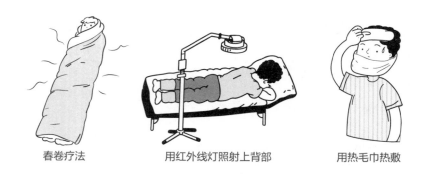

春卷疗法　　　　用红外线灯照射上背部　　　　用热毛巾热敷

体质水疗

体质水疗是一种独特的自然疗法，效果很好，但必须持之以恒，并且须由受过训练的人来操作。简单来说，就是被治疗的人躺在床上，治疗者以很热的热毛巾热敷，然后换上冰镇的冰毛巾冰敷，再盖上厚棉被，如此交替进行，一个循环为三次。在诊所里，我们有时会在小腹和后背通上微弱的直流电流，以加强效果。

体质水疗是自然医学各项疗法中流传百年以上、颇受好评的一项重要水疗法，但由于必须有熟练的助理来执行，很难自行操作，所以如果读者想要尝试，我建议可以使用我综合体质水疗、热疗法、冷热交替法所改良的"春卷疗法"。

多做身心运动

身心运动虽然包括瑜伽、八段锦、太极拳、易筋经、五禽戏、形意拳、站桩功、外丹功、梅门气功、大雁功、自发功、自救功法及其他各式气功等，其实这些运动在生理学上的作用很相似，治病强身的目的也大同小异，只是部位与功效有些不同。只要找一种好好练，你就可以达到"有病治病、无病强身"的效果。不过，我个人偏好动功，不推崇静功。没有动作的静功，练不好会走火入魔。动功就没那么容易走火入魔，动作做得顺不顺自己和旁人都看得出来，而且可以训练肌肉、神经、骨骼系统的协调能力。据我所知，八段锦是最安全、最易学的动功之一，太极拳和易筋经是效果非常强的动功，瑜伽的效果比较弱。

身心运动对调整自律神经与纾解身心压力有非常大的帮助，只要每天早上起床好好练习半小时，勤练百天，达到"百日筑基"，就可以感受威力，不但下盘开始稳固，而且内气开始充沛，外在的压力就不易干扰身体的正常运作。练习身心运动最怕一曝十寒，没有恒心与毅力。它对身体的效果是缓慢累积的，千万急不来。记得要越慢越好，欲速则不达。

晨起时循序渐进以有氧运动培养耐力

早上起床后到早餐前，是一天中最佳的运动时刻，因为不但可以活动睡了一晚的筋骨，而且更重要的是，晨起运动可促进肾上腺皮质醇的分泌，使日夜激素的分泌更有规律。激素的上升幅度和下降幅度变大，白天会变得更有精神、不易疲倦，晚上也会睡得更深、更甜。

大家要知道，剧烈运动不但会造成运动伤害，有时还会扰乱自主神经、引发过敏。因此，过敏患者的运动必须缓和，量力而行，循序渐进，最好设定从最大心率的55%开始，逐步增加5%，几个月之后达到80%。例如，从事慢跑等有氧运动时，可以戴一块监测心率的手表，边跑边看看手表上的心率，控制在比方说每分钟110下左右。

至于前文所提及的身心运动，则因为较为缓和，最大心率不但不会超过，长期练习之下，还会减缓心率（因为身体更有效率了，心脏不必跳那么快）。因此，身心运动可能是过敏患者最需要也是对自己最有益处的运动。我常呼吁，如果一天只做一种运动，应该只做身心运动，如果一天做两种运动，才加有氧运动。而且我认为运动的先后顺序也很重要，在进行有氧运动前，我强烈建议过敏患者先做身心运动，以暖身和补气，等气补足了，再去做有氧运动，耐力就会提高，有氧运动就不容易伤身。

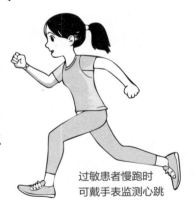

过敏患者慢跑时
可戴手表监测心跳

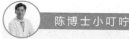
最大心率的计算方法是 MHR=（220 - 年龄）× K％。

体弱的人K值为55，坐办公桌的上班族和肥胖族K值为60，一般活动量的人K值为70，常做体力劳动的人K值为80，运动员K值为90。

认清体质，从生活习惯及饮食调整

我们体质的寒热属性虽然是与生俱来的，但和出生地点、出生季节、居住环境、饮食习惯密切相关，而且同一种体质，也会受到日夜与四季交替的影响，从而有某种程度的变化。

出生在热带地区（中国台湾）、酷热季节的婴儿，为了排热，汗腺比较发达，所以长大之后，体质容易偏寒性。反之，出生在温带地区（中国东北、美国西雅图）、寒冷季节的婴儿，长大之后，体质容易偏热性。

我以前在美国上医学院时，有一个白人同学，来自美国阿拉斯加，在4℃的户外，可以穿短袖吹风两三个小时，我问他不冷吗，他说很舒服。而来自亚热带地区的我，在同样的温度下要穿大外套，还觉得冷。我如果穿着和同学一样的衣服，保证会伤风感冒，这就是体质差异明显的例子。所以说，寒热的感受是很主观的，不能以偏概全。

台湾人几百年来都住在亚热带，祖籍都是中国大陆东南沿海，所以体质以偏寒性居多。我在临床上观察，也的确发现寒性多于热性，尤其是女性。初步估计，过敏患者中，有75％属寒性体质，

25%属热性体质。认清自己体质的寒热属性相当重要，第3章中的表3-1为寒热性体质自我调查表，建议每位读者都要试做，统计得分，以兹判断，并从日常生活中的饮食、营养补充品、天然药物中进行调养，这样会使身体处于较平衡、功能比较和谐的状态。否则，吃错寒热属性的食物或药物，轻者身体还撑得住，重者就容易生病。我在临床上看到很多寒性体质的人向往生机饮食，每天大量饮用寒性的蔬果汁，导致身体出问题，这就是疏忽寒热属性所造成的。

如果你是寒性体质，请避免冷饮及寒性食物，例如西瓜等大部分瓜类、水梨、薄荷等，要多吃热性食物，例如姜、胡椒、大蒜，平时要注意保暖。蔬果汁中，记得要加生姜、干姜粉、肉桂粉、大蒜汁甚至胡椒粉，以中和其寒性。

如果你是热性体质，则要少吃热性食物，例如姜、胡椒、大蒜、辣椒等，要多吃寒性食物，如大部分瓜类、水梨、椰子汁、薄荷等，平时要保持身体凉爽。

得到内分泌系统支持

提升肾上腺功能：不熬夜、保证高品质睡眠、不用咖啡因或刺激性药物，服用花旗参、甘草、维生素 B 族。

睡眠品质要好——不要熬夜，最好每晚十一点上床睡觉，一定要睡足八小时。要知道每晚十一点到凌晨三点是肝脏最忙碌的时间，如果我们在这个时间段可以躺平的话，肝脏将是平时的 2～3 倍大，开始充分工作，如果没有足够睡眠的话，则会加重肝脏的负担。

避免刺激性食物——避免服用刺激性食品或是药物，例如咖啡、茶、汽水等。晚上六点之后千万不要喝含咖啡因的饮料，若对咖啡因较敏感或肾上腺疲乏的人，更要完全避免。

服用花旗参——每天早上与下午（避免晚上服用），可服用花旗参粉 0.5～1 克，最好是开水冲泡饮用。花旗参中的有些成份是肾上腺皮质醇的原料，所以吃花旗参可以补气的原因就在这里。

维生素 B 族——早午饭后补充天然维生素 B 族，可以让一整天精神很好，体力充沛。

了解甲状腺功能：做体检、问卷、唾液、抽血检查

如果你有怕冷、体重增加或是下降、老是倦怠、皮肤干燥、反应稍慢等问题，建议你检查甲状腺的功能。有经验的医师可以经由体检的肌腱弹跳反应，查出甲状腺功能是否低下。有些问卷也可问出个大概。现代的医学检验技术一直在进步，对甲状腺素的检测以前要抽血，现在已经可以从唾液中测出，相当方便。

甲状腺功能与过敏问题会相互影响，一旦知道过敏患者的甲状腺功能低下，就可以靠天然甲状腺素的补充，或天然药物的使用来改善甲状腺功能，如此一来，过敏问题也就更容易处理了。

一般医师所使用的甲状腺西药，是人工合成的甲状腺素 T4 或 T3，容易有副作用。自然医学医师向来比较喜欢用天然激素，天然的甲状腺素因为来自真实、干燥、洁净的猪甲状腺，不但没有副作用，而且含有全方位的甲状腺成分，例如 T4、T3、T2、T1 还有碘以及其他天然成分，效果比人工甲状腺药物理想，而且在欧美医学上已经使用一百多年，相当值得信赖。

至于提升甲状腺功能的天然药物有哪些呢？其实和提升肾上腺功能的天然药物有很大的重叠性，常见的草药有冬虫夏草、刺五加参、高丽参、黄芪、干姜、甘草、淫羊藿、红景天、南非醉茄、变色鸢尾，另外，酪氨酸、天冬氨酸、茶氨酸、β－谷甾醇也有帮助。

结论　陈博士的苦口婆心

罗马不是一天建成的。

过敏也不是一朝一夕形成的。想要根治过敏，不是一颗仙丹妙药就可实现的，而是要弄清楚过敏的来龙去脉，找出致病的原因，对症下药，不断努力，身体力行，这样才能达到目标。

本书所提到的都是我多年来治疗过敏的法宝，临床成功案例很多，最初源自我年幼时和过敏的奋斗过程。从小尝试西药、打针，不但毫无效果，而且越医越麻烦。成年之后，转而求助于中医、针灸、中药、欧美的自然医学等，在另类医学中，我找到了答案。我念了两次医学院，考上五张医疗执照，目的不在于收集执照，而在于"自救"：从各种医学中找寻医治自己和家人的方法。把自己治愈之后，我推己及人，开始通过看诊、研发、演讲、写书来帮助他人，希望人人能远离病痛，脱离苦海。

我综合各家医学的治敏精华，不但根治了自己的鼻子过敏、皮肤过敏、气喘、慢性中耳炎、偶发性的关节炎，还帮助很多急性和慢性的过敏患者恢复健康。我自己就是第一号成功案例，而且治愈十年以来，几乎没有再复发，生活品质不可同日而语，人生变得充满意义。只有生过病又重拾健康的人，才知道健康的可贵。

许多人沉迷于口欲、生活在污染的环境中、过着错误的生活方式，身体当然会每况愈下。目前，过敏人口已高达80%，不是没有原因的。不要怪基因不好，而要怪自己没有认清事实、下定决心。

只要你可以克制不当的食欲，吃对食物、避开坏食物，改善居住环境，选用适当的天然营养品，消除过敏原和毒素，减轻全身总负担，强化排毒功能，并将生活作息调整好，适度地运动，消除压力，彻底落实天然的简约生活，相信你会和许多我所治愈、宛如重生的患者一样，找到人生的希望。

附录 B 中的防敏绝招实用手册，是为忙碌的现代人而编制的。我精选本书重点中的重点，加以进一步解说，并以轻松的图文方式呈现，尤其对台湾的居住环境，有具体改善的建议，希望大家能受益。尤其是小朋友，可以从附录 B 读起，和父母一起探讨其中的道理，改善环境与生活习惯，从小扎根，就可以一辈子远离过敏，过清爽、高品质的健康生活。

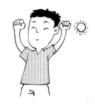

附录A
案例分享

成功案例一:
改变饮食、补充营养品，五天就不用开刀了!

2006 年 11 月底我在工作上承受很大的压力，不过很快地解决了问题，12 月初偶尔觉得右耳闷闷的。看了几家耳鼻喉科也没改善，12 月 16 日右耳塞得很厉害，但隔天又好了。就这样反复发作，愈来愈严重，还伴随着耳鸣、重听和头晕。

接下来两周，我分别到邮政医院眩晕科和长庚医院耳鼻喉科做血液、平衡、听力、耳内扫描，报告还没出来。

长庚的医生说，应该是耳内积水、梅尼埃病，吃药无效就要开刀。

我吃了两天的药，病情愈加沉重，走在路上不禁热泪盈眶。

12 月 24 日邻居郝小姐知道了，热心带我去看陈博士。博士要我不要吃小麦、糖及奶制品，并服用大量维生素 C。

我半信半疑地开始尝试，没想到病情立刻大有起色，三天内好了八成。

12月28日到长庚看报告，医生说不用开刀。

目前我仍依照陈博士的意见服用维生素C，配合饮食及针灸，并已销假上班。

这次的经验，神奇又美妙，在此感谢陈博士、郝士英小姐，并与有缘人分享。

Lisa 写于台北　2006 年 12 月 31 日

陈博士的回应：

谢谢 Lisa 的分享。Lisa 基本上是过敏与压力引起的慢性中耳炎。

我在美国临床上，看过无数的过敏案例，Lisa 只是其中的一位。因为看太多了，所以我在简短几分钟内问出 Lisa 的情况后，我就教她真正彻底的解决办法。

但是，我不开药不打针，只建议几个简单的方法，竟然想要取代耳鼻喉科的引流手术，所以难怪 Lisa 与她先生都半信半疑。这我不在意，因为这常是第一次接触自然医学的人的反应，重点是 Lisa 照做了。

五天之后，中耳炎引起的积水完全消退，免了这一刀。现在，Lisa 应该知道，引起她中耳积水的原因是什么。

发炎、积水只是现象，彻底处理的办法，不是吃消炎药，也不是开刀，而是要把原因找到、彻底移除。

这个真实案例，希望可以让大家有所收获。

陈博士于台北　2007 年 1 月 2 日

成功案例二：

一次越洋电话咨询，照做之后，Gabe 皮肤完全好了，不再抓痒。

在 2008 年 1 月以前，有近三年的时间，我们全家能一觉睡到天亮的次数用两只手都可以数出来。2005 年 Gabe 出生，比预产期早了整整一个月。一开始我也尝试喂母乳，但是三天后再到小儿科回诊，Gabe 的体重较出生时掉了百分之十。医生很郑重地告诉我，母乳不够，除了母乳还需补充配方奶。我们听了医生的建议，但一用配方奶，Gabe 就不太喝母乳了。到了六个月时，Gabe 脸上、身上长满了红疹子，两脚后跟常常都磨破。带去给小儿科医生看，他给我们开了含有类固醇的药膏擦。一开始，好了几天，但没几天，疹子又出来了，就这样反反复复直到 Gabe 近一岁。

Gabe 一岁时，朋友介绍我们去看另一位儿科医生，医生一看就说是牛奶过敏，建议我们换一种特别的氨基酸配方奶。这种配方奶是一般配方奶价钱的四倍。换奶以后 Gabe 的状况并没多大改善，他半夜还是常常抓痒。后来医生抽血做了过敏原检验，发现他对奶、蛋、小麦、燕麦、黄豆都有过敏。医生告诉我们避免这些过敏原，但还是要我们继续喝配方奶，并且开了抗组胺的药。这一吃就是一年半，但情况总是好好坏坏，而且坏的时候居多。这对我们全家都是很大的压力，Gabe 晚上没办法睡过夜，每天都在抓痒，常常从半夜三点抓到清晨。白天时，几乎每分每秒都得看着他，生怕稍不注意，他又会抓到皮破血流。为了避免他抓，我们每天都把他包得密不透风，甚至夏天也让他穿着长裤。每天洗澡也是痛苦的挣扎，因为他皮肤有很多抓破的地方，碰到水他总是痛得哭叫，这一切除了让我心疼外也让我心力交瘁。他两岁时又做了一次过敏原检验，看到报告我哭了——这次的结果更糟糕，除了原来的过敏原外，连常吃的东西也成了过敏原，这包括了米、苹果。他能吃的东西已经很少了。

2007年暑假回台湾，逛书店时，书店老板推荐了陈医师的《吃错了，当然会生病》一书，回美国仔细研读后才了解到除了过敏原外，用油也是很重要的。反式脂肪和过敏有很大的关联，而且西医对于过敏也没什么好方法。这同时我也每天上陈医师的博客，读了许多陈医师的文章，我停了Gabe每天吃的药及昂贵的配方奶。

虽然停了西药和配方奶，Gabe还是每天抓痒。2007年11月，我们非常幸运，陈医师在百忙之中，愿意接受我们的越洋电话咨询。陈医师告诉我，Gabe的消化系统也有问题，所以验血时才对这么多食物有过敏反应。除了避免主要过敏原外，还要补充好油、益生菌及一些天然的营养品。更重要的是杜绝一切坏油及精糖。因为Gabe吃西药太久，体内毒素也累积很多，他每天还在抓痒就是因为毒素累积太多，必须使用天然的维生素排毒。陈医师也告诉我，用燕麦让Gabe泡澡，用天然油保湿，我们遵循陈医师的指示，一个多月下来，Gabe的皮肤有很大的好转。他抓痒的次数越来越少，可以睡整觉了。到现在他的皮肤完全好了，不再抓痒，也有补充好油的缘故，虽然美国天气干燥，但他的皮肤不再粗糙，就如正常小孩一样，我们全家也终于能够一觉睡到天亮了。家里的气氛改变好多，我们不用再每天战战兢兢了。

现在我把陈医师健康饮食的观念告诉我的家人及朋友，也向他们推荐陈医师的书。

我非常感谢陈医师写了这么好的健康饮食宝典，告诉大家健

康饮食的重要，也谢谢陈医师愿意在百忙中接受我们的咨询。从
Gabe 的身上我亲身体验到自然医学的神奇及健康饮食的重要性。

怡佳于美国新泽西州　2008 年 3 月 31 日

陈博士的回应：

我在美国诊所里，看过许多因为过敏而"体无完肤"的小朋友，
但是这个案例，至今仍未见过面，仅靠电话咨询就有很好的效果，
因为妈妈相当的配合，这位妈妈真的很用心。

陈博士于美国加州硅谷　2009 年 9 月 5 日

成功案例三
五年的疼痛，三天的疗程就可以一觉睡到天亮。

上完"过敏班"的课回来以后，好几个朋友打电话问我：上
课情形怎么样，值不值得呀？我说：太好了！非常值得。能够知
道如何找回健康，是千金也换不回的，不是吗？

五年前得了自体免疫性疾病，我就一直在寻找根治的办法，
查阅书籍、医学资料，把自己当小白鼠，尝试各式各样的天然补
充品，学气功、做运动。然而，随着生活步调的加快，关节疼痛
日渐加剧，我万分不想依赖西药，临到痛死边缘，还是不得不把
一粒一粒的止痛药吃下去，一针一针的免疫抑制剂往大腿上扎，
疼痛得到舒缓，但是副作用来了——我的子宫必须被切除掉。

对于渴望得到健康的人，只要有一线希望都愿意尝试。就在我手术过后，躺在病床上，读着我妹妹从中国台湾带来的陈医师的书，我一遍又一遍看着，对照着过去查的资料，长久以来病痛笼罩灰色的天空渐渐露出曙光。我于是采用陈医师所讲的方法，改变饮食、补充天然维生素、采用断食疗法等全面治疗，所有关节疼痛竟然减轻一半，半夜不再被痛醒，五年来终于可以一觉睡到天亮。

在上完"过敏班"的课后，我终于了解，原来过敏没治好，会恶化成自体免疫性疾病，原来自己每天都在吃过敏的食物，太多过去所不知道的恶性循环，终于找到了解释。虽然我的病还没有痊愈，但是至少我知道该怎么做，不至于再瞎子摸象，在前往健康的路上不必走上"不治之症"。谢谢你，陈医师！

Lillian 于美国加州硅谷　2009 年 8 月 18 日

陈博士的回应：

Lillian 的类风湿关节炎已经导致关节开始变形，她也做过关节手术，但是西医就是没办法根治，只能靠类固醇与止痛药度日。我告诉 Lillian 该怎么做，只试了简单的三天清水断食，她就体会到疼痛消失，而且可以不吃类固醇，这是五年来不能想象的事。

治疗才刚开始，我要让 Lillian 知道，这个病是可以治好的，而且不必吃类固醇。出书的此时，Lillian 刚刚在加州某检验所接受白细胞反应抽血检验，未来将进行一系列的饮食调整与营养品的补充，届时就可以完全恢复正常，重拾健康，不必再受类风湿关节炎的困扰。

陈博士于美国加州硅谷　2009 年 9 月 5 日

成功案例四
复杂的过敏症状，半年内好了 90%。

当初因看了陈博士的书，我确定女儿有过敏体质，只是不知对何种食物过敏。直到做了对过敏原的检测，才正式暂时避开所有过敏的食物（还包括她自己吃了会有不正常反应的食物），当时是 2009 年 3 月份。

我每天做三餐，女儿上学我就亲自送盒饭，并请她自己开菜单，同时也补充几种营养品，其中有维生素 C、综合维生素、海豹油、益生菌和蓝藻，更重要的是修补肠道的氨基酸，完全不吃饼干、糖果等食物，我要她做一个口鼻敏锐的人。她从两三天排一次便到天天排黑便（约三个月）。在这样的修复过程中，整学期的课上不到二分之一，因为她常常想睡觉，好不容易暑假终于来临，我推掉所有活动（全都因为要在外面吃），女儿每天吃我做的三餐，我用好油（女儿只喜欢苦茶油），常煮五谷饭，给她喝纯净水，每天带她到田野骑自行车，增强她的体力和耐力，直到 9 月份开学（她现在上初二），这是我女儿所期待的能天天上学的日子，她真的可以做到正常作息，渐渐能吃之前不能吃的过敏食物，而且可以吃的东西种类越来越多，身体上的很多小症状也渐渐改善了。在此我要谢谢陈博士写了一系列保健书，让我知道原来生活可以如此简单，而且生命这么美好，希望小小见证能让更多人吃出健康，并改善过敏体质，进而达到治愈的效果。

最后祝陈博士的新书能卖出长红，排行榜名列第一！

郭小妹的妈妈于台湾桃园　2009 年 10 月 1 日

陈博士的回应：

郭小妹对食物和环境的化学污染非常敏感，小学四年级时，有一次全家吃晚餐，大家吃得津津有味，毫无异样，只有郭小妹却吃出来鱼肉有塑胶味。我告诉郭小妹的父母，家中有这么敏锐的小孩是好事，要把她视为全家健康的守护者，食物有没有污染，问她就对了。

我第一次看到郭小妹是 2009 年 3 月，她的 IgG 慢性食物过敏原报告，呈现严重的牛奶与鸡蛋过敏（其实是爆表了）。她仔细写了 18 个困扰的问题，带来请我解释，我发现大部分和过敏或毒素有关，例如吃水果会有痰，吃豆皮眼睛会痒、眼睛疲劳、起床有眼屎，喝水会心悸。而身体非常容易产生静电的原因是油脂缺乏，一喝到冷压苦茶油就全身舒服。运动时会手脚冰冷也是常见的过敏症状。总之，看似极端复杂的全身症状，给予正确的营养品与生活饮食建议之后，她的症状很快开始改善，一个月之后，郭小妹就写信来感谢。到了 8 月份，郭小妹的母亲从电话中告诉我们，困扰郭小妹的症状已改善了 90%。

多吃好油、补充抗过敏的营养品、积极配合，都是痊愈的关键，而吃了足量的谷氨酰胺，更是让胃肠道快速修补，很多以前不能吃的食物，现在都能享用了。

陈博士于台北　2009 年 10 月 6 日

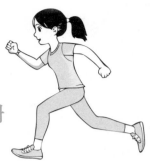

附录B
陈博士的防敏绝招实用手册

一 过敏的"五不"和"五要"

① 什么是"过敏五不"？

第一，不吃冰

　　人体的气管、食道、胃旁边布满了密密麻麻的迷走神经和自律神经。吃冰的时候，会刺激这些神经，让它们反应过度，长久下来，就会神经错乱。过敏患者的自律神经通常是紊乱的，如果想要恢复正常，又怎么能吃冰呢？另外，不能吃冰的原因是：这

想改善过敏体质，绝不能吃冰

么凉的食物，进入 37℃温热的体内，会使得经过的部位马上血管收缩，不但呼吸道疾病好不了，胸腹部的血液循环效率急速下降，连带引发胃食管反流、胃溃疡、消化不良、痛经、月经有血块等问题。牵连甚广，不可不慎。

　　如果真要吃冰，必须先含在嘴里，加热到与体温接近再吞下，而且只能吃几口，因为吃太多的话，口腔一时也很难回温。我个人的临床心得是，想要改善呼吸道的过敏症状，绝对不可以喝冰水，一年一次都不行，如此七年之后，肯定可脱胎换骨，换一副全新的、强壮的呼吸道。

第二，不吃糖

现代人实在吃太多糖了，尤其是精糖。你知道吗？一罐可乐含糖36克，相当于八颗方糖。你不会给小孩子一次吃八颗方糖吧？但你可能会任由他喝一罐、两罐、三罐超甜的饮料。

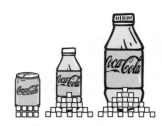

一罐可乐所含的糖分，
你很难想象

吃糖会生痰。吃了糖会降低白细胞的工作能力，使免疫系统混乱，减缓支气管纤毛的蠕动。维生素 C 是天然的消炎药，可以舒缓体内的过敏反应，而且可以强化体内的结缔组织，使黏膜、皮肤、血管正常。但是，糖会和维生素 C 竞争，减弱维生素 C 的功能。换句话说，吃太多糖会让身体的发炎失控，过敏难以痊愈。

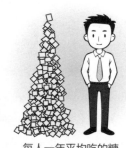

每人一年平均吃的糖，
分量非常惊人

第三，不碰坏油

细胞膜和神经构造都需要油脂。肥大细胞膜不稳定，会诱发过敏；自律神经系统不稳定，也会诱发过敏。所以，如果常吃坏油或是不吃油，过敏就会恶化。现代人饮食中，几乎 90% 是坏油，包括氢化油、氧化油、精制油、化学溶剂萃取的油、原料发霉的油、回锅油、地沟油等。氢化油是坏油之首，其中的反式脂肪，是地球上原本不存在的物质。吃氢化油，差不多等于在吃塑胶油，吃多了，除了会造成心脏病、脑卒中外，还会干扰免疫系统，产生过敏、自体免疫性疾病及癌症。我发现很多年轻人常吃含氢化油的薯条、薯片、饼干、面包，手臂往往长出脂肪瘤。经过高温油炸过后的氧化油，只要一吃，就会诱发过敏。

香烟、假酒等都含有毒素

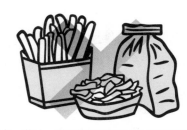
薯条、薯片、饼干等食物都含有不好的氢化油

第四，不碰过敏原

要根治过敏，不管是急性还是慢性，一定要弄清楚自己到底对什么过敏，尽量避开。你猜，大家最容易过敏的食物是什么？答案是牛奶！所以我发现，只要叫患者停止摄入所有奶制品和坏油，大部分过敏就好了一半，甚至就此痊愈。

任何人对任何食物都可能过敏，要测出自己的过敏原，有两种方法：一是花钱不费力（抽血），二是费力不花钱（低敏饮食＋食物挑战）。为了精确判断，我常建议先做前者，再搭配后者。会过敏的食物其实并不是一辈子都不能吃，而是要先把过敏原和毒素排干净，把体质调好了，对过敏原的耐受度就会提高，可以吃一些。至于要吃多少，可以从诱发的反应来判断。如果常吃西药抑制过敏症状，或是体内毒素太多，过敏反应会越来越强烈，甚至很容易引发过敏性休克。现代由于西药泛滥、环境污染，有这种体质的人越来越多，值得特别注意。

以下是常见的几种过敏原，请尽量不要碰。

中国台湾人七大急性过敏原排行榜（2007 年）：尘螨、螃蟹、狗皮毛、蛋白、牛奶、虾、蟑螂

中国台湾人十大慢性食物过敏原排行榜（2006 年）：牛奶、蛋、小麦、黄豆、坚果类、玉米、海鲜、凤梨、酵母、葡萄柚

美国人七大慢性食物过敏原排行榜（2000 年）：牛奶、蛋、小麦、玉米、芝麻、柳橙、黄豆

第五，不碰毒素

毒素虽然不是过敏原，但也会诱发过敏反应。当今的环境和饮食中，约有 8.7 万种人造化学物质每天被吸进或吃进体内。

人类在地球上生活了很久，向来只吃天然食物。但是近 50 年来，饮食发生剧烈改变，问题食物和黑心食物充斥，例如农药、化学肥料、防腐剂、人工色素、人工香料、人工调味剂、人工激素、抗生素、塑化剂、壬基苯酚、双酚 A，已成为常见的食品成分。我们应该吃有机食物、完整食物，尽量避开所有毒素。此外，人工的香水、乳液、化妆品、洗衣粉、香皂、牙膏、洗发精，也该避免，改用天然的。香烟、假酒、甲醛、化学溶剂、汽车尾气、工厂废气，也要尽力避开，否则进来容易出去难。有人从空气污染的地区移民到空气干净的国家，气喘、鼻子过敏就奇迹般地康复；有人也只是换个香皂或洗衣粉，荨麻疹、特应性皮炎、湿疹、牛皮癣就大幅改善。

② 什么是"过敏五要"？

过敏患者必须做到五要，第一，"要多吃好油"，尤其是含 Ω–3 脂肪酸的海豹油、深海鱼油、亚麻仁油，每天 1 ~ 2 汤匙，有明显的抗过敏与消炎的效果。烹饪用油方面，建议多用冷压的苦茶油、椰子油、橄榄油，其中苦茶油对身体最好，冒烟点也最高，但购买时要注意苦茶籽的品质好坏，须检验黄曲霉素含量、重金属与农药残留、酸价高低。其实，好油不但可以吃，更可以擦，例如治疗皮肤过敏可以擦苦茶油；治疗尿布皮炎可以涂绵羊油，隔天就消退；治疗湿疹可以涂鸸鹋油。

第二，"要多吃有益菌"，体内的有益菌越多，肠道功能越正常，就越不容易过敏。水溶性纤维也要多吃，因为这是有益菌的食物。

第三，"要多吃抗氧化剂"，蔬果富含维生素 C、E、A 以及天然黄酮和原花青素等，也是很棒的抗过敏消炎药，不管是生吃蔬果、喝新鲜有机蔬果汁、吞服营养补充品，都有效果。

第四，"要多按摩"，每晚洗完热水澡后，在床上按摩十分钟，既可以帮助睡眠，又可促进血液循环，调节神经、免疫系统，改善过敏体质。（方法请参考本书第 55 页捶足三里穴、揉耳垂那一节。）

第五，"要多排毒"，毒素无所不在，会干扰免疫系统，所以只有强化五大器官的解毒排毒功能，才不容易过敏。

一 居家防敏篇

③ 卧室清洁为什么很重要？

很多人的卧室中，堆放了太多乱七八糟的东西。稍微整理一下，就会发现棉絮、粉尘、毛发一大堆，甚至移开桌椅、柜子、电脑、电视、台灯、书架，会发现很多令人惊讶、不该有的东西。你想想看，一个人一辈子有三分之一的时间是在卧室里度过的，怎能不保持卧室的干净

卧室放的家具越简单越好

呢？我建议我的读者，卧室里越简单越好，只要有一张床、一个床头柜、一扇窗就够了！卧室是用来睡觉的，不是用来放杂物。如此打扫起来简单迅速，用"水溶式吸尘器"吸一吸，两三下就打扫好了！

晚上睡觉时，肾上腺皮质醇浓度最低，是一天中最容易诱发过敏的时段，再加上卧室里的一堆杂物，怎能睡得安稳呢？很多人进房间打喷嚏、血压升高，起床后睡眼惺忪甚至黑眼圈，就是因为卧室里有过敏原。

有人喜欢和宠物睡觉，这要看有没有毛了。过敏患者不能养猫、狗、鸟这类有毛的宠物，只能养无毛的鱼类和爬虫类。

④ 如何挑选窗帘?

窗帘是现代家庭必备的装饰,有遮光、保护隐私、美化的效果。但是,窗帘也是家中粉尘最集中的地方之一。坐在窗帘旁边,稍微扯动一下,或是微风轻轻吹进来,过敏的人就会鼻子痒、打喷嚏、浑身不自在。要保持窗帘干净,布窗帘必须每个月拆下清洗,但有谁会这么勤劳?百叶窗虽然不用拆下,但是用湿抹布或用吸尘器清理,既费工夫又不够彻底。如果用鸡毛掸子,也只是把灰尘扬到空气中,再落在家具或地上而已,跟没有清理差不多,是最马虎的清洁方式。

表附录 B-1　市售各种窗帘比较表

种类	一片式窗帘	百叶窗帘	布窗帘
样式			
集尘度	不易集尘	容易集尘	最易集尘
清洗容易度	容易擦拭	不易清理	最费工夫
遮光度	优良	普通	通常不好

最干净的窗帘就是一片式窗帘,看起来简约大方,不易集尘,擦拭起来只要用湿抹布,几秒钟就搞定了。

窗帘的另一个功能是遮光,尤其是晚上睡觉需要全暗的环境,或是晚睡晚起的人，需要遮住早上的阳光，才不会影响睡眠品质。一片式窗帘的材质通常不透光又不易集尘，是首选。百叶窗帘有很多缝隙，不尽理想。布窗帘最容易透光和集尘，除非特别挑选塑胶材质。

⑤ 如何把家里的霉菌通通赶走？

我曾经有几个过敏患者，治了半年，怎么治都治不好，结果最后查出来是家里的墙壁漏水，导致屋子内长满霉菌。霉菌很毒，会干扰免疫系统，有过敏体质的人绝对不可吸入霉菌。一般霉菌很容易诱发呼吸道或皮肤的过敏，黄曲霉素一旦进入人体就会造成肝细胞坏死。

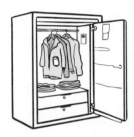

用电子除湿器可有效去除湿气

所以，**家里如果有霉菌，解决办法只有两个：不是霉菌搬家，就是你搬家。**

台湾的气候潮湿，霉菌很容易滋生，花生采收六小时之后开始发霉，面包三天开始发霉，墙壁或隔间遇水几天也会发霉。所以，干燥是霉菌最大的克星，通风则是保持室内干燥的第一要务。另外，还要注意房屋坐向与通风条件，如果保持空气流通的话，住在降水充沛的山上也可以不长霉。因为在一样的湿度下，空气流通时可以带走潮湿的水汽，反之，又闷又湿的空气最容易让霉菌定居繁衍。很多人家里的碗柜一打开都是霉味，多半是因为碗盘还湿答答时就放进去了。我建议衣柜里最好放电子除湿器，要不然就不关门。

6 如何保持浴室干燥？

你可能会发现，台湾湿热的夏天，洗完澡后，可能没几分钟又汗流浃背，但如果洗完擦干，吹电扇，则会觉得身体很干爽。这就是通风降低相对湿度的效果。

住宅所有房间中，以浴室的通风最为重要，但实际上，很多人家中浴室的通风是最差劲的。很多浴室只有一扇小窗，甚至没有窗户，只在天花板装了一个效率很低的小抽风机，其实非常不通风，水汽就在浴室内累积，久而久之，浴室角落就会发霉。要想拥有健康的浴室，一定要开窗，而且要开大窗，最好阳光可以直射进来，有人说这样洗澡不是被看光光了？不会的，装窗帘就好了！

很多人家中的浴室、厨房、阳台甚至楼梯间常会积水，如果积水不在六小时内干掉，下次洗澡时又积水，长久下来，怎能不发霉？发霉所产生的孢子，散播到空气中，或是接触身体，就容易诱发过敏。有些浴室的塑胶脚垫长期潮湿，翻开来看才惊讶里面都发霉了，或是漱口杯、脸盆、洗衣板底下也都发霉，实在很恐怖。

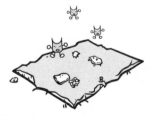

塑胶脚垫也是很容易窝藏霉菌的地方

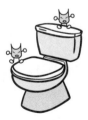

厕所很容易长霉

⑦ 晾衣服为什么必须在八小时内晾干?

台湾天气潮湿,很多人晾衣服,晾了两天还不干,衣服上甚至开始发霉长菌或出现怪味道。那些怪味其实就是霉菌或细菌的味道。试想,把这些充满霉菌和细菌的衣服穿在身上,一旦流汗,碰触皮肤就容易引起皮肤过敏。

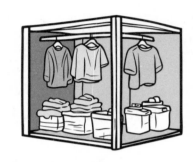

阴雨天或梅雨季,最好把衣服晾在除湿间里

所以晾衣服之前,必须先看看湿度计,湿度最好在70%以下才晾,或是只有在晒到太阳或吹到干风时才能晾,而且要在八小时内晾干。如果是阴雨天或是梅雨季节,最好晾在除湿间里。什么是除湿间呢?就是在一个小房间里开除湿机,把衣服晾在里面,门窗随时紧闭,如此可以把湿度控制在50%以下,衣服在几小时内就会干燥。用烘干机也可以,但衣物多时比较耗电。

衣服、毛巾、纸巾在潮湿状态下非常容易生菌,所以必须保持干燥。若要用湿纸巾,建议用普通面纸沾水,这样比较卫生。

⑧ 擦脸用的湿毛巾比马桶还脏?

有些人喜欢把毛巾沾湿擦脸,很多人的毛巾与抹布闻起来都有一股霉味或酸臭味,其实都是细菌的大本营! 2009年初,台湾调查发现,很多人每天用来洗脸、擦脸的毛巾,比马桶还要脏

12.5 倍，更不要说厨房的百洁布了！试想，用充满脏菌的百洁布洗碗盘、用脏抹布擦桌椅，甚至用脏毛巾擦脸，这是多么不卫生！还会破坏皮肤和胃肠道的正常菌丛，使免疫系统失常，引起过敏或感染。毛巾、抹布、百洁布，沾水后一定要拧干、晾干，不可以摆成一坨放着，闻起来不可以有异味或臭味；如果随手洗净，永保干燥的抹布其实很干净，差不多可以拿来洗脸。总之，毛巾和抹布任何时候都不可以湿答答、油腻腻的，而是要洗净、拧干、晾着，保持通风。正确洗脸的方式和洗澡一样，用手搓洗、用水冲净、用干燥的大浴巾擦干。

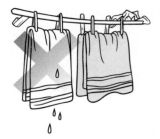

用湿答答的毛巾擦脸，反而越擦越脏，建议改用干燥的大浴巾

ATP 冷光仪检测含菌数排行榜

名次	物品	含菌数（单位：个）
1	刮胡刀	1 272 253
2	口罩	322 478
3	牙刷	251 057
4	枕头套	180 471
5	安全帽	178 013
6	毛巾	176 785
7	话筒	135 591
8	键盘	24 520
9	粉饼	24 291
10	马桶盖	10 157

（资料来源：富之城有限公司【生活细菌王】调查）

⑨ Q 怎样才能知道家里是不是太潮湿？

中国台湾属于高湿度的地方，终年湿度在 75%～90% 之间；美国的西雅图和旧金山在 60%～75% 之间，加州硅谷在 45%～60% 之间。家里可以买一个高感度与高准确度的湿度计，挂在客厅或卧房，时时注意湿度变化。市售的大部分湿度计缺乏校正，相当不准确，你随便拿两三个品牌的湿度计，在同一地点监测就知道，数字差别很大。

有一个比较简便的方法，是我实验出来的，在此提供读者参考。方法是拿一个小碟子，上面放一小匙的海盐、湖盐或岩盐（盐要粉末状的，不可以是大颗粒，也不能用加了抗凝结剂的精盐），盐粉摊平。把这盘装了盐的碟子放在阴凉处，如果六个小时内微微出水，表示高湿度；三天内出水，表示中湿度；如果一直都不出水，只是结块变硬，那就是低湿度。盐在空气中会吸收水分，这叫作"潮解"。如果空气中湿度高，水分就吸收得多，甚至会"出水"。在会出水的环境中，墙壁和衣服容易发霉，有过敏体质的人一吸入或接触就会诱发过敏，怎么治也治不好。

⑩ 蚊香、杀虫剂容易诱发过敏?

台湾湿热，蚊虫容易滋生，很多人为了避免蚊虫叮咬，常会使用蚊香或杀虫剂。这些方法虽然能毒蚊，但也会毒人。因为蚊香和杀虫剂都含有毒的化学物质，被人体吸入之后，会损害健康。即使没有立即生病，很

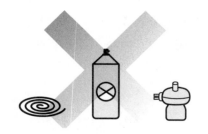

蚊香、杀虫剂、电蚊香很容易导致鼻子过敏和气喘

多有过敏体质的人也很容易因此诱发鼻子过敏与气喘。2009 年 7 月底，台湾地区有关部门首次检验，居然连老字号的蚊香都含有

二噁英。电蚊香并没有更安全，液体的杀虫剂也很毒。电蚊拍倒是还不错，但一只一只蚊子慢慢打，很花时间。

我认为，最好的防蚊方法就是装纱窗与蚊帐。但是，纱窗和蚊帐都非常容易藏污纳垢，必须时常清洗。想知道纱窗和蚊帐是否干净，就是在晚上灯光全关的情况下，用强光手电筒侧照纱窗和蚊帐，然后用食指轻弹，看看会不会弹下许多灰尘，如果是，就表示要清洗了，否则风一吹，有可能就把灰尘吹入房间。由于蚊帐比纱窗面积更大，所以更容易藏污纳垢，建议清洗频率为每个月两次。清洗方法很简单，在浴缸或脸盆里，装进清水和不含表面活性剂的天然洗衣粉，把蚊帐丢进去，简单搓揉之后，再用清水冲洗几次，即可拿出晾干。至于纱窗则是每个月至少清洗一次，清洗的方法有两种：一种是拆下纱窗，放在地上，用水冲刷；另一种是放在地上，用刷子沾肥皂水，反复刷洗，再用清水冲干净。如果油烟较多，例如紧邻厨房，则必须使用第二种方法。

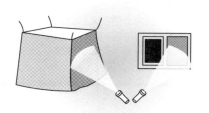

检查纱窗和蚊帐是否干净

⑪ 如何避免住宅环境过敏原？

毒素和过敏原一样会诱发过敏，从日常用品、家电家具中，我们不知不觉地吸收了各种有毒的化学物质。美国一项长达三年的追踪调查发现，一家大小抽血检验，每个人身上居然都含有毒素，而且小孩的浓度最高，因为小孩许多器官尚未发育成熟，所以受毒素的危害也最严重。例如，一岁半的小男童，体内的杀虫剂浓度可能是父母的 3 ~ 4 倍，难怪现在儿童疾病特别多。

在美国长期住过的人都知道，美国居家清洁剂真是琳琅满目，户外草皮化肥、农药的使用也很普遍。在中国台湾，虽然清洁剂的种类不如美国多，但是毒性毫不逊色。还是那句老话："天然的最好。"我希望未来所有的清洁剂都做成食用级的，也就是说，不小心吃下去都应该无害。

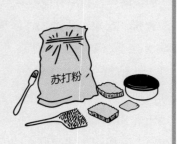

天然的洗洁剂包括：苦茶粉、无患子发酵液、做完豆浆后的黄豆渣、醋、苏打粉、海盐、天然原料手工皂、海水和椰子油制成的万用洗洁粉。如果再使用天然的清洁工具，例如小抹布、百洁布、不锈钢刷、旧牙刷等，更可达到事半功倍的效果

三　环境防敏篇

⑫　过敏者如何选择住宅？

过敏的人如果能住在郊区，周围有山林环抱，就不容易接触到污染源。但是并不是每个人都这么幸运，万一不能远离城市，或是非得住在道路旁，那要如何挑选住宅呢？最主要的原则就是：

住越高越好。因为靠近地面的一、二、三楼，是汽车尾气浓度最高的地方，四楼以上逐渐降低，如果是六、七楼以上，空气会比地面好很多。

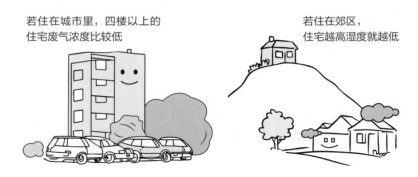

若住在城市里，四楼以上的
住宅废气浓度比较低

若住在郊区，
住宅越高湿度就越低

如果你有幸可以住到郊区，那么要注意的就是先察看是否有环境污染。例如方圆一两千米内是否有工厂制造有毒废气或废水，或是否有喷漆工厂、水泥厂，居民会不会燃烧废弃物，500 米以内是否有猪圈，200 米以内是否有高压电塔或电线经过等。

另外，郊区通常会比城市潮湿，比较潮湿的墙面和路面会长青苔或霉斑，山谷或溪旁最潮湿，山岚或雾气较多的地方也潮湿，如果住宅能远离地面，甚至高过树梢，就会比较干燥，但要注意地基稳不稳。

⑬ 怎样的房子最通风？

四面或三面开窗的房子通风最好，至少也要前后开窗。可惜有些房子只有单面开窗，空气很难对流。通风的房子不容易长霉菌，也不容易囤积废气与病菌。最通风的房子应该属于四面开大窗的独立住宅，不过在寸土寸金的大城市里，这种房子可能极其昂贵，一般人负担不起。退而求其次，如果大楼的设计能注意一下，把每户设计成三面通风，其实就能满足空气流通的需求。

记得，窗户越大越好，如果空间有限，想要发挥窗户的最大作用，可以把传统的推拉窗户，改成往外推的对开窗户，换气率能至少提高一倍。传统的三合院通常有四面开窗，但是窗户都太小。美国的房子大多有三面开窗，但可惜很多人都紧闭窗户开中央空调。很多仓库、地下室充满霉味，都是通风不良所造成的。

⑭ 如何避免病态建筑综合征？

很多崭新的办公大楼都是密闭式的，无法开窗，不管春夏秋冬，都靠中央空调送气。更糟糕的是，新型的中央空调为了节约能源，通常不会将室内和户外的空气交换，所以上班一整天下来，有可能吸到的都是旧空气。

办公室里，电脑、银幕、打印机、投影机，都会释放出很多有害的正离子，用仪器测试一下就知道。新北市乌来区的内洞瀑布，空气中的负离子浓度高达每单位 2 万多个，是台湾负离子含量最多的地方，但是大多数办公室里的负离子浓度不到每单位 200 个。高负离子浓度的空气可以滋润、修复呼吸道，反之，低负离子浓度的空气会

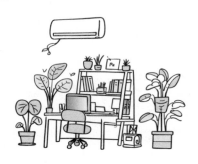

种植植物，可改善办公室的空气质量

损伤呼吸道黏膜，引起咳嗽、咽喉炎、鼻窦炎，或是诱发气喘。要改善办公室的空气质量，有两个办法：第一，尽量开窗，但先决条件是室外的空气要好；第二，大量种植室内植物，吸附有害气体与正离子，同时产生氧气与负离子。据说德国宝马汽车公司在大量种植室内植物之后，员工的工作效率大为提高，请病假的员工大幅减少。

四　生活防敏篇

⑮　过敏患者可以运动吗？

临床上，我遇过很多过敏患者运动后症状反而恶化的例子。运动必须循序渐进，不可剧烈。短跑、爬山有时会诱发过敏，尤其是冷空气最容易诱发气喘，也不可在车水马龙的道路旁跑步或骑自行车，否则大量吸入废气，使毒素囤积在体内，反而不好。我建议过敏患者最好到负离子多的地方运动，例如森林里、瀑布边、海边。切记，不可在含氯的游泳池里游泳，应选用臭氧消毒的游泳池，或天然的海边和河边。

在水太凉的泳池里游泳、冷水浴也要避免，有人说洗冷水澡不是有益健康吗？是的，但要等把过敏体质调好之后，再逐渐用冷水、冰水来训练体表对温度的适应性。在过敏发作期或是体质调好之前，最好不要让皮肤接触冰水、冷风。当有湿热的症状时，有些四肢的皮肤过敏（例如荨麻疹、异味性皮炎、湿疹、牛皮癣）会在浸泡冷水后暂时舒缓，这是唯一的例外。

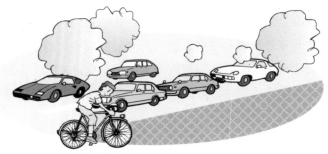

在道路旁运动，反而会吸入大量废气，使毒素囤积在体内

⑯ 注意保暖，可以预防过敏？

寒性体质的过敏症状，很容易被寒冷所诱发，尤其是大部分气喘或鼻子过敏患者，接触到冷风和冰水就会发病。气喘患者严禁洗冷水澡的原因就在于此。所以寒性体质的人不可穿太少，很多爱漂亮的女孩冬天还穿露背装、露胸装、露腰装、露肚装、迷你裙，都是不健康的行为。甚至从医学角度来看，女性穿裙子，很容易让脚踝与小腿受凉，也是不妥的，必须穿长袜、裤袜保暖。身体较容易受寒、诱发过敏的部位是头顶、后脑勺、喉咙、前胸、上背、腰部、脚踝、

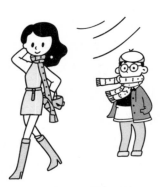

在冬天穿着单薄的服装，很容易受寒，诱发过敏

大腿前侧、手指、脚趾。不管是冬天还是夏天，都要保持这些部位的温暖，尤其是冬天，手脚一定不可以冰冷，特别要注意的是：**相信温度计，不要相信感觉。因为感觉是不准的！** 寒冷导致血液循环不良，末梢神经都冻到无法传递信息，所以大脑都不知道自己手脚冰冷。冬天时，很多人的手都已经只有 26℃，但是自己还未察觉。所以，必须买个特制的小温度计来测手脚的温度。

正常的手温、脚温，应该维持在 31℃以上。手掌的劳宫穴与脚掌的涌泉穴，必须 24 小时处于温暖的状态，这是最基本的要求。如果连这两个穴位都寒冷了，过敏怎么会好起来？冬天穿衣服，不要跟着别人穿，而要自己感觉穿到手脚温暖为止，因为很多热性体质的人不怕冷，但是寒性体质的人在同样的气温下就会着凉。

另外，寒性体质的人可以在吃饭、配菜、喝汤时，多加热性佐料，来达到促进新陈代谢、活化血液循环的效果。我最鼓励的方法是，在煮菜时加老姜或大蒜，以及喝汤时撒胡椒粉，在肉汤中加肉桂或桂枝一起熬煮也是一个方法。总之，就是要在每餐吃完时，有浑身舒畅，甚至微微冒汗的效果。记住，是每餐！几个月下来，体质就会改变。对于寒性体质的人喝蔬果汁，我也建议要加足量的热性佐料，否则越喝越寒，不出问题才怪！如果要快速改善寒性症状，最快的方法是视症状服用中药，例如十全大补汤、金匮肾气丸、右归丸、理中汤。

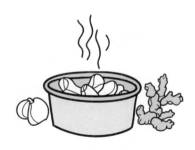

煮菜时放入老姜、大蒜等热性
佐料，可以改善寒性体质

⑰ 逛街逛太久会引发过敏？

敏感的人在逛某些大型居家卖场时，会发现空气充满非天然的怪味，这都是从那些塑胶制品、地毯、化肥、清洁剂所散发出来的。鼻子过敏或气喘的人可能待不了多久就会打喷嚏或呼吸困难，有干眼症的人可能会眼睛酸涩，甚至一般人待久之后也会感到疲倦。逛百货公司的成衣部门也是如此，因为空气中充满了新衣服所散发出来的甲醛或其他化学溶剂。所以逛街要看地方，通风不良的购物中心或大卖场尽量不要待太久，露天的夜市或店面就好一些，但邻近大马路有很多汽车尾气也是一个大问题。附带一提的是，机场免税商店所散发出来的高级香水味，全是人工的，有鼻子过敏、气喘甚至皮肤过敏的人接触了之后就会不舒服，更不要说擦这些人工香水了。如果真要用香水，也要用天然的，而且浓度不要太高，一朵玉兰花就够香了。在我的美国诊所里，我禁止员工和患者擦香水，就是这个道理。有些敏感的患者，连天然的花香也会过敏，例如百合。

五　过敏缓解篇

⑱ 如何快速缓解过敏性鼻炎或花粉热？

治疗过敏不必用西药，只要慎选高品质的天然成分，效果就会很好。在所有抗过敏的天然补充品中，强效的益生菌是小朋友的最爱，既好吃又快速见效。好油的效果稍慢。维生素 C 加天然黄酮是我在美国诊所里最常用的，效果不够时再加槲皮素，这样效果会更好，但是槲皮素在中国台湾尚未开放使用，所以我会改用野生玫瑰的花瓣萃取物。临床证明，野生玫瑰的花瓣萃取物，每天 500 毫克（相当于由 110 片花瓣浓缩而成），服用 30 天之后，大部分打喷嚏、流鼻涕、瘙痒等过敏症状就会消失，甚至不用等 30 天，很多人只要几分钟，就会感受到症状大幅舒缓。这是因为野生玫瑰萃取物中的没食子单宁有很强的抑制组胺释放的效果，对于尘螨、花粉、宠物毛发所引发的 I 型超敏反应，效果不输西药抗组胺。没食子单宁是完全天然的成分，除了抗敏之外，还有美白的效果，效果是熊果苷（Arbutin）的两倍。

⑲ 如何快速缓解寒性气喘？

气喘发作时是会要人命的，歌声美妙的邓丽君就是在泰国气喘发作去世的，令人遗憾。大部分的气喘属于寒性，当发作时，如果可以在上背处（风门穴、风府穴、肺俞穴、大杼穴）用远红外线照射十分钟，症状会得到快速的舒缓。远红外线的器材品质参差不齐，要慎选。一般看到的红灯没什么效果。远红外线是肉眼看不到的，照射之后，它可以深入活化肺部的血液循环、放松局部交感神经、缓解支气管痉挛的现象。一时拿不到

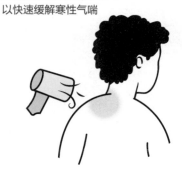

除了用远红外线器材以外，用吹风机吹上背部，也可以快速缓解寒性气喘

远红外线器材时，可以用吹风机吹，或是用热水冲，但效果会打折。如果要达到最大效果，必须结合针灸甚至中药汤。如果下针手法正确、药材品质好、熬煮的方法正确，几乎所有的气喘发作，不管轻重，都可以在 30 分钟内缓解。这时，患者会非常放松，非常爱困，甚至喘声早已平静下来，变成鼾声。用这种方法缓解气喘，不需要西药，也不需要抑制，而是舒缓，可以逐渐把体质调好，并逐渐根治。

20 如何预防干眼症？

干眼症是一种自体免疫性疾病，患者越来越多，是因为毒素、过敏、肾虚所造成的。除了活化身体排毒功能、避开过敏原、用中药或太极拳补肾气之外，更重要的是注意以下两点：第一，骑摩托车一定要带全罩式护目镜或眼镜，因为空气中的很多污染如果持续吹拂，黏上眼球表面，会加速病变；第二，每晚睡觉，眼睛要保持全暗 6~8 小时。有些人熬夜到三点才睡，虽然睡了八小时，但其实早上五六点天就亮了，眼睛在全暗的环境只有 2~3 个小时，这样对眼睛伤害很大。眼睛只有在全暗的情况下才能休息，否则睡觉时光线持续刺激，眼睛容易干涩甚至视力退化。

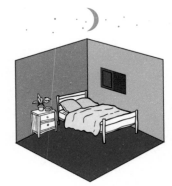

睡觉时只有保持全暗，
眼睛才能充分休息

我常说，晚上睡觉时，**不可以开小夜灯，最亮的光度绝不可以超过星星和月亮，因为原始人就是这样睡觉的。**根据科学研究证实，两岁以前如果点小夜灯睡觉，长大后会得近视眼。难怪台湾的近视眼那么多，因为从 20 世纪六七十年代开始，家家户户就开始用小夜灯，而且路灯也很亮。

陈博士说健康系列

　　这套书由美国自然医学医师、营养医学领域开创者陈俊旭博士所著，涵盖了治疗过敏、发炎、解读体检报告、修复线粒体和践行低糖生酮饮食等多个健康领域。书中不仅深度剖析了这些健康问题的成因与危害，更提供了科学实用的解决方法和建议。

　　陈博士精通中西医和自然医学，拥有极丰富的临床经验，为读者带来了全新的健康理念和生活方式。无论你想摆脱过敏困扰，还是改善慢性发炎、逆转慢性病，亦或是解读体检报告、科学减重，这套书都能为你提供有力的帮助。

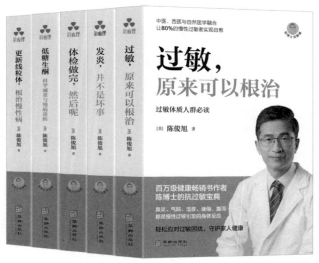

扫码购买

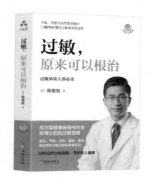

一到春季就过敏，如何防护和治疗？

24 个陈博士小讲堂 +20 个陈博士防敏绝招，教你用对方法阻断过敏，轻松应对过敏困扰，守护家人健康。

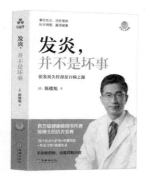

身体发炎怎么办？如何有效管理和治疗？

1 个抗发炎概略图 +1 个慢性发炎指数调查表 +26 个抗炎小妙招，教你不依赖药物，也能抑制炎症。

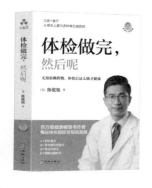

体检报告怎么解读？因长期打针吃药而疲惫不堪？

4 个护肝要点 +5 个骨质疏松调理法 +6 个降压饮食法 +8 个降胆固醇妙招，让你无须依赖药物，从此告别健康困扰，拥抱美好生活。